MON CAHIER MINCEUR

AUTOMNE HIVER

PERDEZ DU POIDS DURABLEMENT
ET RESTEZ MINCE

HÉLÈNE DEFRETIN
DIÉTÉTICIENNE

ILLUSTRATIONS ISABELLE MARO

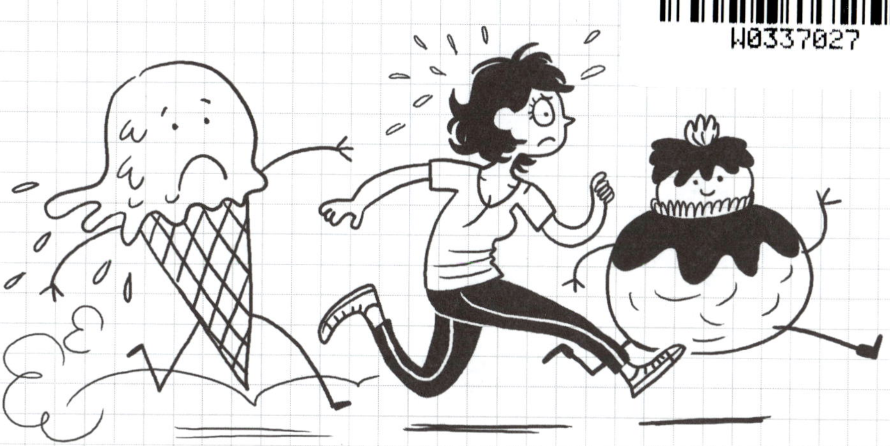

SOLAR EDITIONS

SOMMAIRE

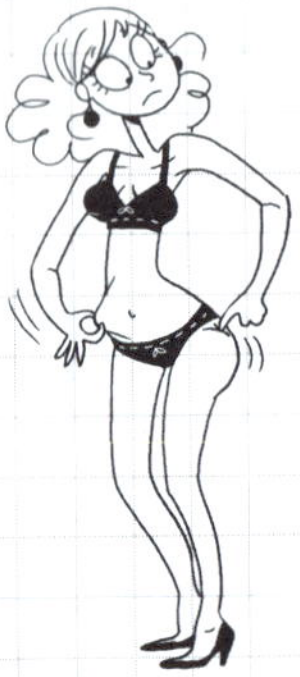

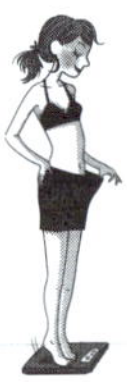

Introduction

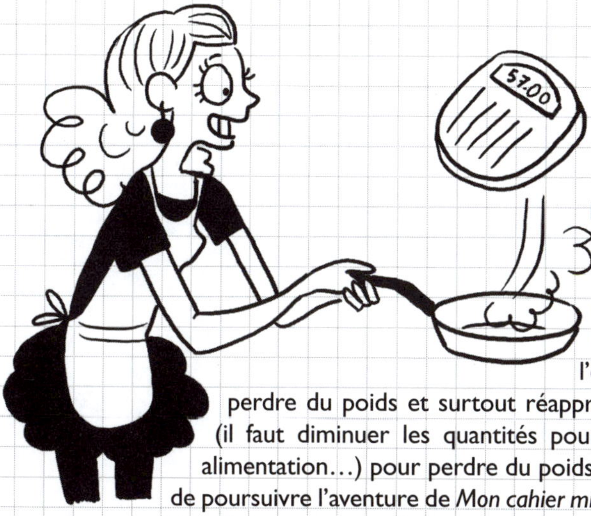

Diététicienne depuis quatorze ans, je rencontre beaucoup de personnes désireuses de perdre du poids. Il y a bien entendu l'arrivée des beaux jours et la perspective du maillot de bain sur la plage qui réveillent certaines consciences mais ce n'est pas l'essentiel de mon activité. Été comme hiver, des personnes ont toujours le déclic, l'effet déclencheur de se prendre en main pour perdre du poids et surtout réapprendre à manger et mettre à mal les préjugés (il faut diminuer les quantités pour maigrir, il faut bannir les féculents de son alimentation…) pour perdre du poids durablement. C'est pourquoi je suis heureuse de poursuivre l'aventure de *Mon cahier minceur* avec vous en vous proposant une version hiver. Laissez-vous guider par vos menus de saison sans vous soucier du « qu'est-ce qu'on mange ce soir ? ». Au-delà de cette simplicité, *Mon cahier minceur* va vous permettre de renouer avec les aliments, apprendre à gérer vos écarts, décortiquer votre comportement alimentaire et réussir à associer PLAISIR et ÉQUILIBRE, seules garanties pour ne pas reprendre du poids ! La recette est toujours aussi simple grâce à *Mon cahier minceur.* Ajoutez un soupçon de motivation et atteignez votre objectif !

Mon cahier minceur est un outil pratique qui vous aidera à perdre du poids durablement sans changer votre quotidien.

INTERACTIF Il vous permet une perte de poids personnalisée, quels que soient votre âge, votre objectif, votre sexe, vos antécédents de régimes…

EFFICACE Vos résultats sont immédiats.

LUDIQUE Il vous donne de bonnes habitudes alimentaires durables dans le temps.

PRATIQUE Il contient de nombreuses astuces qui faciliteront votre quotidien et vous feront oublier vos préjugés.

DYNAMIQUE Vous êtes coachée pour vous aider à mieux comprendre votre comportement alimentaire.

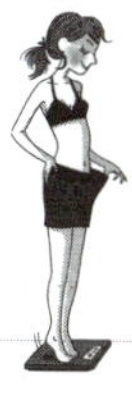

Chapitre 1 Mon objectif minceur

Je réalise mon bilan personnel

Mon âge ....

Ma taille ....

Mon poids ....

Ne voyez pas la pesée comme une contrainte ou un moyen de contrôle, vivez-la comme une expérience. Il est toujours intéressant de voir comment évolue le poids en fonction de ce que l'on fait, de ce que l'on vit et éventuellement de ce que l'on mange.

L'histoire de mon poids :

Votre perte de poids ne sera pas plus difficile, que vos kilos soient installés depuis des années ou seulement quelques mois. La réussite d'une perte de poids tient avant tout à la volonté ! Le nombre de calories que vous mangez chaque jour, votre âge, vos antécédents de régime et le reste ne sont que des éléments secondaires !

Ma prise de poids est-elle récente ?

Y a-t-il un événement déclencheur de ma prise de poids ?

Exemple : grossesse, arrêt de la cigarette, changement de travail, mariage ou vie en couple…

Combien de régimes ai-je déjà suivis ?

0 ☐ 1 ☐ 2 ☐ plus de 2 ☐

Lesquels ?

Vous avez suivi de nombreux régimes et vous n'avez jamais réussi ? Votre perte de poids n'est pas pour autant insurmontable et vouée à l'échec ! Armez-vous de volonté et *Mon cahier minceur* va vous aider à parvenir à vos fins !

Quelles sont les motivations de ma perte de poids ?

Exemple : être bien dans ma peau, me plaire à moi-même, pouvoir m'habiller comme je veux, sortir du yo-yo, ne plus avoir mal au dos ou aux jambes, ne plus être essoufflée, stopper ma prise de poids, apprendre à manger…

Votre motivation doit venir de vous : il ne s'agit pas de maigrir pour faire plaisir à votre médecin !

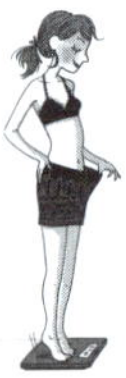

Quel est mon poids idéal ?

Mince, maigre, ronde… Comment juger sa silhouette sans être influencée par une mode, des comparaisons ou des impressions personnelles ? Dans le milieu médical, il existe un outil qui permet de déterminer le poids idéal recommandé par rapport à sa taille. Il s'agit de l'IMC ou Indice de Masse Corporelle. Il se calcule de la façon suivante :

$$\mathbf{IMC = P(kg)/T(m)^2}$$

Exemple : Si vous mesurez 1,65 m et que vous pesez 63 kg, votre IMC est de 63/(1,65 x1,65) = 23,1

Des standards ont été établis afin d'apprécier sa corpulence :

IMC	Appréciation (selon l'OMS)
De 16,5 à 18,5	**Maigreur**
De 18,5 à 25	**Corpulence normale**
De 25 à 30	**Surpoids**
Plus de 30	**Obésité**

Vous pourrez ainsi déterminer votre poids idéal en vous aidant du graphique ci-dessous :

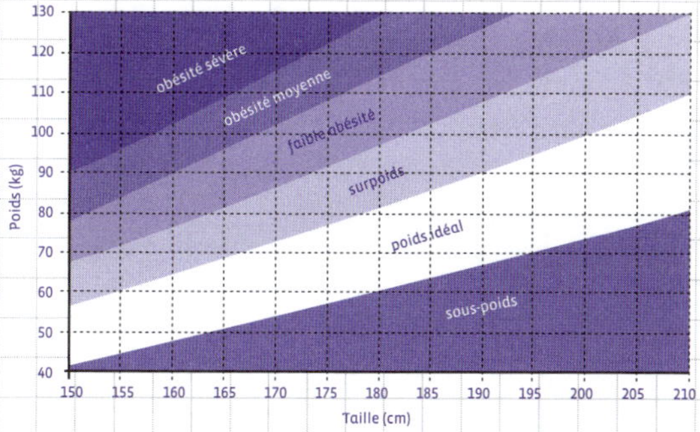

Pour vous situer dans le graphique, placez une ligne verticale corres-pondant à votre taille, vous pourrez ainsi évaluer votre poids idéal.

Mon poids idéal

Ce poids idéal est-il réaliste ? La détermination du poids idéal grâce au calcul de l'IMC peut être faussée car ce calcul ne prend pas en compte votre âge, votre sexe, votre masse musculaire et votre masse osseuse. L'IMC permet de déterminer un poids idéal pour notre santé, un poids où l'on a le moins de risques de complications liées à un surpoids : diabète, maladies cardio-vasculaires… Mais cet objectif est-il réalisable ? Le but n'est pas de perdre le plus de kilos possible et de tendre vers un idéal voué à l'échec sur le long terme ; une simple perte de poids permet de ramener les constantes de l'organisme dans des valeurs plus conformes à une bonne santé.

Sportives attention : cet indice ne prend pas en compte la proportion de masse osseuse et musculaire. N'hésitez pas à surévaluer votre poids idéal ! Femmes enceintes attention : seul votre médecin saura apprécier votre poids. Moins de 18 ans attention : il faut se référer aux courbes de votre carnet de santé afin d'apprécier votre corpulence.

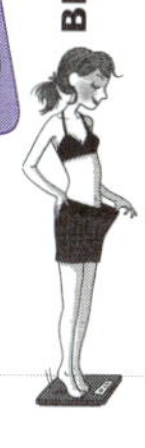

Il est donc plus intéressant de déterminer un poids où l'on se sente bien, bien dans son corps, bien dans sa tête, bien dans ses vêtements, où l'on est à l'aise dans ses activités et surtout un poids que l'on stabilise, bref un poids réaliste ! Appelons ce poids **le poids de forme.**

Mon poids de forme

> Vous n'avez pas d'idée concernant votre poids de forme ? Soyez à l'écoute de votre corps, avancez dans votre perte de poids par étapes et dites stop dès que vous aurez atteint votre objectif forme.

Je fixe mes objectifs

Mon poids de forme est de :

Mon objectif poids est de :

Avez-vous un objectif temps ? **OUI** ☐ **NON** ☐

Si oui, quel est votre objectif date ?

Quelle est la raison de cet objectif date ? Exemples : mariage, vacances, fêtes…

Mon objectif final : *Cochez la ou les cases*

- ☐ Être mieux dans mon corps
- ☐ M'occuper de moi
- ☐ Ne plus avoir mal aux genoux et au dos
- ☐ Perdre une taille de vêtement pour remettre cette petite robe qui me va à ravir
- ☐ Renouer avec les aliments et ne plus culpabiliser de manger
- ☐ Diminuer mon hypertension artérielle
- ☐ Diminuer mon taux de cholestérol
- ☐ Stabiliser mon poids

> Attention : une perte de poids trop rapide et c'est le rebond assuré ! Ne cherchez pas une perte de poids de plus de 6 kg par mois. Si vous êtes un homme, vous pouvez envisager une perte de 8 kg par mois. Quand vous avez atteint votre objectif poids, il faut envisager une phase de transition avant de passer à votre équilibre alimentaire… Nous en reparlerons !

Quelles que soient les cases que vous avez cochées, votre objectif est réalisable ! Armez-vous de volonté et laissez votre cahier minceur vous guider !

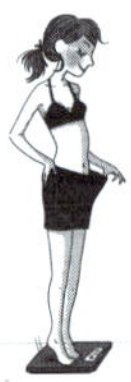

Chapitre 2

Je passe à l'action

Principe du régime hypocalorique

Pour perdre du poids, il s'agit d'apporter moins de calories à votre corps par rapport à ses besoins. Il va ainsi puiser dans ses réserves de graisses pour combler le manque. C'est le principe du régime hypocalorique.

Vous n'avez pas besoin de plus de calories l'hiver. Bien sûr qu'il fait froid et que le corps doit maintenir sa température vitale à 37 °C mais en hiver, on met le chauffage, des pulls et des manteaux !

Mais diminuer les calories ne suffit pas, il faut également manger correctement afin d'éviter les risques de carences. Un régime d'éviction, sans graisse et sans sucre, ne fera que vous affamer et vous frustrer, il ne faut donc pas les interdire… tout est question de quantité !

Mais gare au rebond ! Après un régime hypocalorique, vous devez envisager une phase de transition avant de passer à votre alimentation équilibrée afin d'éviter l'effet yo-yo. En effet, en phase de régime, le corps puise dans ses réserves mais il sera spontanément programmé pour refaire des réserves en vue d'une prochaine privation. Donc sans transition vous reprendrez les kilos perdus, voire plus.

Pensez aux fêtes de fin d'année ! Pour éviter l'effet rebond, veillez à avoir fini votre phase de stabilisation avant.

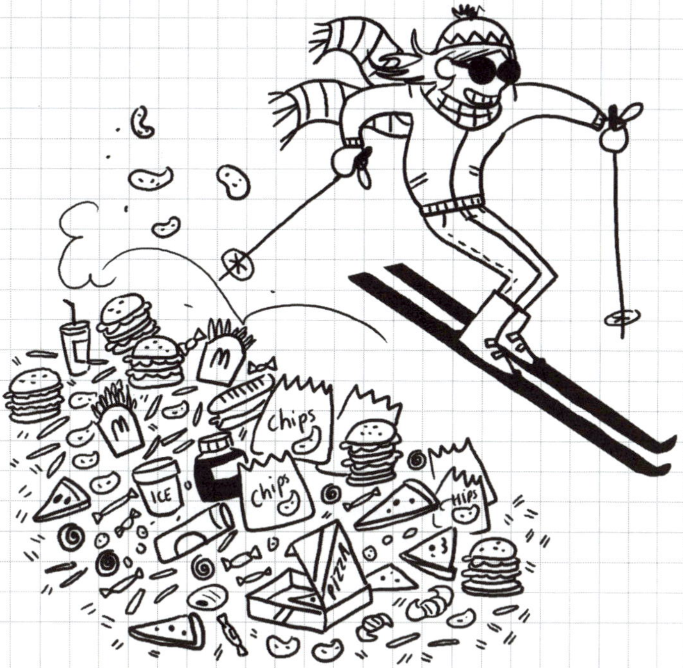

Indications pour suivre mon régime

• Complétez et entourez vos choix dans les menus qui vous sont proposés durant trois semaines. Ceux-ci vous permettront de perdre jusqu'à 3 kg. Ces semaines de régime sont à renouveler en fonction de l'objectif de perte de poids fixé. Les semaines de stabilisation sont à suivre lorsque l'objectif est atteint et à recommencer autant de fois que les menus de régime ont été renouvelés.

Exemple : si vous renouvelez deux fois vos trois semaines de régime, vous devrez suivre deux fois vos semaines de stabilisation.

• Des encadrés pratiques vous aideront à suivre vos menus. N'hésitez pas à consulter les encadrés des autres profils car ils vous concernent tous plus ou moins.

• Il est indispensable de bien peser vos aliments afin d'obtenir le maximum de perte de poids chaque semaine. C'est une contrainte les premiers jours mais l'habitude se met vite en place.

• Votre réussite passe aussi par la mise en place de **bonnes habitudes alimentaires**.

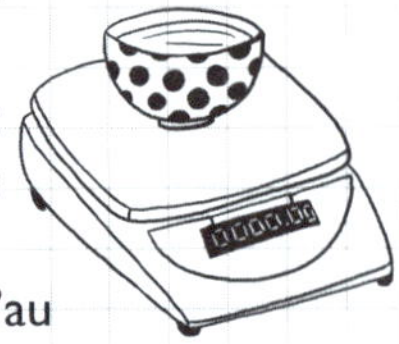

• Pensez à boire au moins 2 litres par jour, eau, café, thé, tisanes et boissons light compris. Il est préférable de boire à distance des repas. Un seul verre au cours du repas est suffisant.

• Mangez dans le calme, assise et lentement. L'effet de satiété ne s'installe qu'au bout de trente minutes de repas : posez vos couverts entre chaque bouchée pour ne pas avoir une sensation de faim trop vite.

• Ne devenez pas fanatique du pèse-personne ! Pesez-vous une fois par semaine dans les mêmes conditions (le matin à jeun, par exemple).

> Un repas de plus de 1 500 calories (burg frites, soda et dessert) ne vous empêchera p d'avoir faim deux heures après ingestion s'il e avalé en dix minutes !

• L'activité physique permet d'augmenter la dépense énergétique de l'organisme et donc l'utilisation des réserves… à consommer sans modération !

> Ne vous obligez pas à faire du sport si c'est pour jeter l'éponge au bout d'un mois ! Préférez les activités du quotidien : monter les escaliers à pied, ne pas prendre la voiture pour aller acheter le pain, descendre une station de bus avant votre arrêt…

• Préférez l'eau plate, elle est moins riche en sel.

• Rien de mieux qu'un thé pour se réchauffer en hiver. Il constitue un apport hydrique indispensable pour garder un transit régulier et on l'aimera aussi pour son rôle dans la prévention des maladies cardio-vasculaires et du cancer grâce aux polyphénols qu'il contient. Abusez-en !

• Je dois manger au restaurant, comment faire?

Il ne s'agit pas de chercher le zéro calorie… Il faut surtout manger équilibré et éviter les calories qui peuvent l'être : cacahuètes, plateau de fromages, biscuits avec le café… Choisissez un poisson ou une viande grillée (attention à l'entrecôte, trop grasse) avec des légumes et des féculents (pomme de terre au four, riz ou pain). Demandez une salade verte en entrée, tout restaurant qui se respecte vous la servira. En dessert, la salade de fruits frais est de rigueur. Ou bien ne prenez pas de dessert et accompagnez vos convives avec un thé ou un café. Et l'alcool? De la calorie pure et dure! Prenez un verre, trempez-y les lèvres et ne le videz pas.

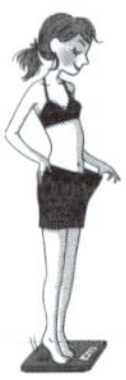

• Que faire en cas de fringale?

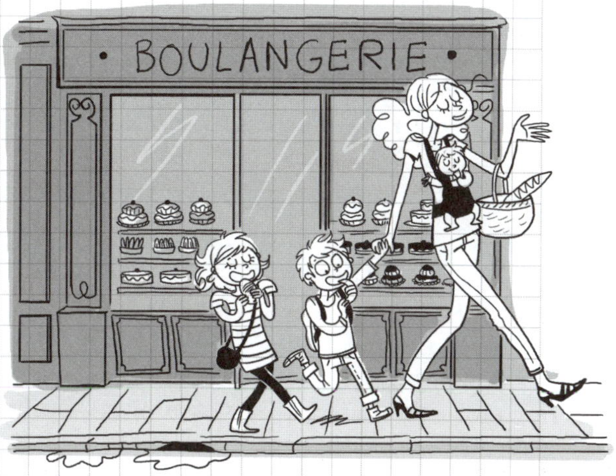

Plutôt que de parler de fringale, il est plus intéressant de faire la distinction entre faim et envie… La faim émane du corps, elle intervient peu avant l'heure des repas. Cette faim est normale et saine, essayez de respecter des horaires fixes pour vos repas et mangez très lentement. L'envie vient plus de la tête. Vous aviez l'habitude de grignoter en dehors des repas et, le temps de casser cette habitude, vous risquez d'avoir des envies. Pendant ce cap des cinq minutes difficiles à passer, sortez de chez vous, téléphonez à une amie et, avec le temps, cette envie va s'estomper. Manger un fruit ou toute autre collation allégée ne serait pas d'un grand secours puisque le but est de se déshabituer de manger. Après quelques jours difficiles, vos efforts seront récompensés!

Il peut s'agir également d'envie compulsive suite à un stress… Et là, quoi que vous mangiez, cette envie ne passera pas. Cherchez à évacuer cette tension autrement que par l'alimentation qui n'engendrerait que de la culpabilité. Parlez avec la personne concernée ou un proche qui sera à l'écoute, extériorisez par les balades, le shopping, le sport…

• Et le sport ?

En hiver, il fait gris, vite nuit et il fait froid. Difficile de se motiver dans ces conditions. Et pourtant, le sport est votre allié bonne humeur et silhouette de l'hiver !

• En pratiquant une activité régulière, vous boostez votre production d'endorphines, l'hormone de la bonne humeur par excellence ! De quoi compenser le manque de soleil !

• Le sport est plus efficace pour évacuer les tensions accumulées au cours de la journée qu'un paquet de biscuits !

• Le sport ne vous permettra pas de perdre du poids plus rapidement mais il vous aidera à faire bouger votre silhouette.

Pensez à bien vous hydrater avant, pendant et après votre activité.

Si vous n'aimez pas courir, pas de panique ! Profitez des activités du quotidien, en montant les escaliers à pied, en laissant la voiture au garage pour conduire les enfants à l'école ou aller chercher le pain… Vous avez la flemme de ressortir le soir ? Profitez de la pause du midi pour vous oxygéner, vous serez reboostée pour le reste de la journée ! Et si vous ne supportez pas le froid, vous trouverez aisément à côté de chez vous une salle de sport ou un endroit pour pratiquer une activité physique de façon ludique (yoga, danse de salon...).

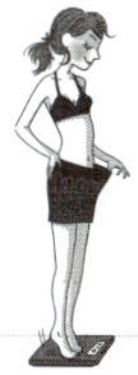

Voici les aliments à favoriser lors de votre perte de poids afin d'obtenir un maximum de résultats

Les légumes et crudités 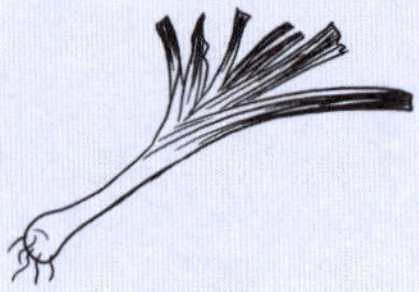	Pensez à consommer des légumes de saison, ils sont meilleurs au goût, moins chers et plus riches en éléments nutritifs. Sans compter que c'est bon pour la planète ! Les légumes d'hiver : carottes, céleri, champignons, choux (toutes sortes), courge, endives, épinards, fenouil, mâche, navets, oignons, panais, poireaux, potiron, radis, salsifis, sucrine, topinambour Les autres légumes, à préférer surgelés ou en conserve : asperges, aubergines, blettes, brocolis, cœurs d'artichauts, concombres, courgettes, haricots verts, haricots beurre, melon, patates douces, poivrons, pousses de bambou, pousses de soja, tomates.
Les féculents	Pâtes, pommes de terre, petits pois, maïs, lentilles, pois chiches, flageolets, haricots blancs, haricots rouges, et toutes les céréales (blé, riz, quinoa, semoule, boulgour...) 
Les protéines animales	Bœuf : steak haché (5 %), bifteck, rumsteck et bavette, Veau : escalope Porc : jambon blanc sans couenne, filet mignon Poulet : escalope, blanc, cuisse, filet, jambon de poulet Agneau : gigot Charcuteries maigres : jambon blanc de porc ou de poulet, sans couenne, viande des grisons, jambon de Bayonne, jambon cru ou lomo Poisson et crustacés : tous (poissons gras à consommer avec modération) 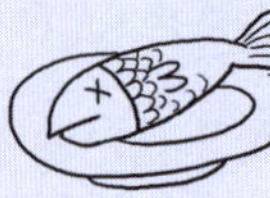
Les laitages 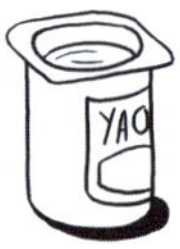	Lait demi-écrémé Yaourt nature demi-écrémé (évitez les yaourts liquides type brassés, veloutés, caillés… ils sont à base de lait entier) Fromage blanc à 20 % Petits-suisses à 20 % Fromage à 45 % de matières grasses Dans les recettes, le lait est toujours demi-écrémé.
Les matières grasses	Beurre Huile : toutes (olive, colza, noix, soja, arachide, tournesol…) Crème fraîche à 15 % Lait de coco 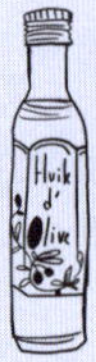 Évidemment, les cuissons se font sans matière grasse. Grillez, poêlez, faites cuire à la vapeur ou au court-bouillon.

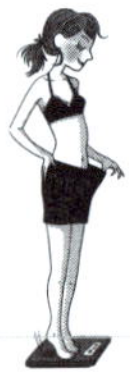

Les fruits 	Les fruits d'hiver : ananas, clémentine, fruit de la Passion, grenade, kaki, kiwi, litchis, mandarine, mangue (attention, elle est plus sucrée que les autres fruits, limitez la quantité), orange, orange sanguine, pamplemousse, papaye, poire, pomme… **Il existe de nombreuses variétés de poires et de pommes. Pensez à varier les plaisirs !** Les fruits d'été sont à préférer surgelés. ATTENTION : les fruits ne sont pas à volonté : ils contiennent 15 % de sucre en moyenne. Veillez à ne pas dépasser 150 g par repas. De plus, bien qu'indispensables à l'équilibre du petit déjeuner, ils ne seront pas systématiquement présents afin de limiter l'hypoglycémie réactionnelle dans la matinée. Ils seront réintroduits au cours de la stabilisation. Même chose pour les jus de fruits. Quant à la banane, évitez-la pour l'instant, à moins qu'elle ne soit indiquée dans votre menu.
Les assaisonnements 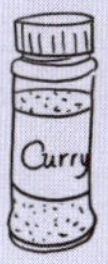	À volonté : moutarde, condiments (cornichons, câpres…), herbes, aromates, jus de citron, épices, vinaigre sous toutes ses formes, poivre, ail, échalote, oignon… Avec modération : ketchup **Vous trouverez au rayon « épices » de votre supermarché des mélanges d'épices pour égayer vos assiettes : espagnoles, basquaises, mexicaines…**

Attention aux céréales pour petit déjeuner trop sucrées ! Choisissez des céréales NATURE (type muesli nature, pétales de céréales nature, riz, maïs ou quinoa soufflés nature…). Elles vous apporteront de vrais sucres lents et non des sucres rapides responsables du coup de pompe de 11 heures.

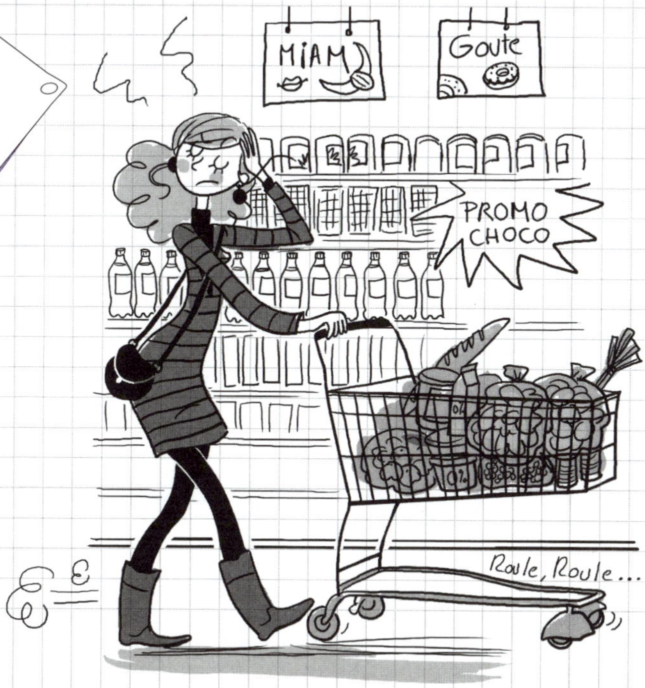

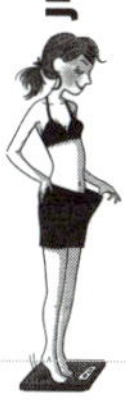

Mon régime personnalisé

Afin de déterminer votre régime personnalisé, veuillez choisir une seule proposition par question.

Question 1 : Vous êtes :

- [x] Une femme (1 point)
- [ ] Un homme (4 points)

Question 2 : Quelle est votre taille ?

- [ ] Moins d'1,59 m (1 point)
- [x] Entre 1,60 m et 1,75 m (2 points)
- [ ] Plus d'1,76 m (3 points)

Question 3 : Quel est votre âge ?

- [ ] Entre 18 et 25 ans (5 points)
- [ ] Entre 26 et 35 ans (4 points)
- [x] Entre 36 et 50 ans (2 points)
- [ ] Plus de 51 ans (1 point)

Question 4 : L'activité physique, c'est…

- [ ] Important pour mon moral, je pratique depuis des années (3 points)
- [x] Récent, je viens de m'y remettre (2 points)
- [ ] Je n'ai pas le temps (1 point)
- [ ] C'est quoi l'activité physique ? (1 point)

Question 5 : Le grignotage, c'est…

- [ ] Jamais (4 points)
- [ ] Un petit quelque chose le matin pour tenir jusqu'à midi (1 point)
- [x] L'après-midi, au goûter (2 points)
- [ ] Selon mon humeur (3 points)

Question 6 : Cuisiner, c'est…

- [x] Un plaisir, j'adore ! (1 point)
- [ ] Compliqué entre les enfants, le boulot et le ménage (3 points)
- [ ] Une perte de temps (2 points)
- [ ] Je sais faire cuire des pâtes, du riz et c'est tout (4 points)

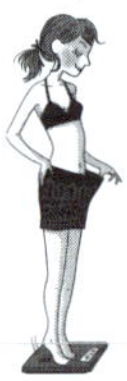

Réponses au QCM

En additionnant le nombre de points, vous saurez quel régime vous convient et quel personnage fera le chemin avec vous.

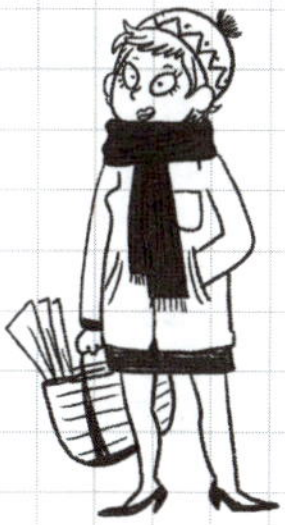

Vous avez entre 6 et 8 points

Pour perdre du poids, suivez le Régime n° 4. Vous y découvrirez Catherine qui subit une prise de poids lente depuis quelques années. La ménopause a accéléré sa prise de poids et elle décide de se prendre en main pour maigrir. RV p. 36.

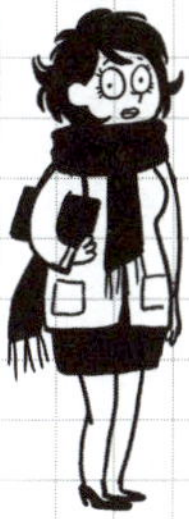

Vous avez entre 9 et 11 points

Pour perdre du poids, suivez le Régime n° 3. Vous y retrouverez Marie qui accumule les régimes depuis des années et qui ne sait plus quoi manger pour maigrir. RV p. 29.

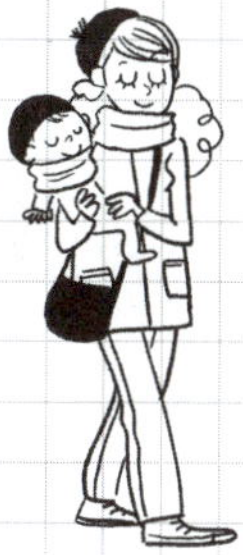

Vous avez entre 12 et 16 points

Pour perdre du poids, suivez le Régime n° 2. Vous y découvrirez Élodie, jeune maman, qui ne veut pas garder les kilos de sa grossesse. RV p. 22.

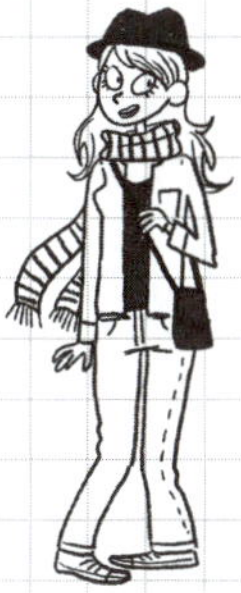

Vous avez entre 17 et 19 points

Pour perdre du poids, suivez le Régime n° 1. Vous y découvrirez Manon qui a une vie sociale très active et qui prend du poids car elle ne sait pas manger équilibré. RV p. 14.

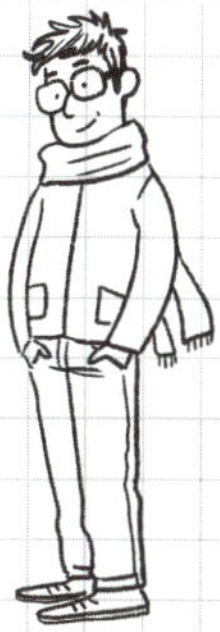

Vous avez entre 20 et 23 points

Pour perdre du poids, suivez le Régime n° 5. Vous accompagnerez Thomas, homme actif de 40 ans, qui mange souvent au restaurant. RV p. 43.

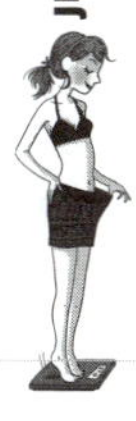

Régime 1 - Semaine 1

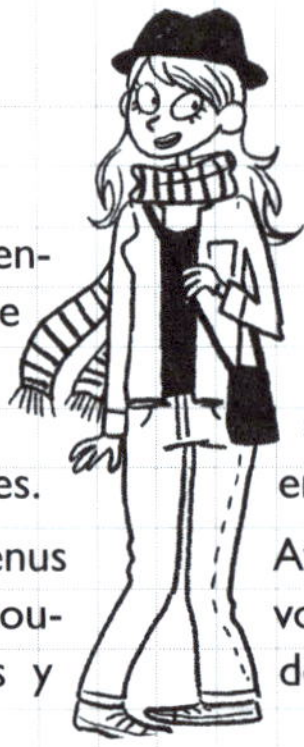

Vos réponses au QCM vous ont orientée vers le régime N° 1. Vous allez suivre une alimentation hypocalorique à base de repas simples à préparer, qui vous permettront de vous initier aux bonnes habitudes alimentaires.

Vous allez suivre les trois semaines de menus proposés pour perdre du poids et les renouveler jusqu'à atteindre votre objectif. Vous y découvrirez Manon, étudiante de 22 ans, qui prend progressivement du poids depuis son entrée à l'université. Manon souhaite perdre ses kilos, apprendre à manger et à cuisiner des petits plats simples tout en continuant ses sorties entre amis.

Avant de commencer, prenez le temps de compléter vos tableaux de menus en fonction de vos goûts et des indications.

LUNDI

Petit déjeuner

- Café ou thé
- 65 g de pain
- 10 g de beurre
- 1 yaourt nature

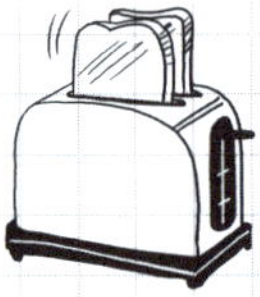

Vous pouvez remplacer la viande par une autre protéine de la liste, voir p. 10.

Déjeuner

Viande grillée (80 g) (ex : escalope de dinde grillée)

Légumes

- 3 c. à soupe de pâtes ou de riz
- 10 g de beurre
- 1 fruit

N'hésitez pas à mélanger les légumes aux pâtes ou au riz. Les pâtes s'associent très facilement à des champignons, le riz à des épinards…

Dîner

Velouté orange

Épluchez et coupez en dés 200 g de potiron, 100 g de carottes et 50 g de pommes de terre. Faites suer de l'oignon avec 1 c. à café d'huile d'olive, ajoutez les légumes, de l'ail, 1 verre de lait et 1 verre de bouillon de volaille dilué. Ajoutez du poivre et de la muscade et laissez cuire 20 min. Mixez le tout avec 1 c. à café de crème fraîche à 15 %. Dégustez chaud.

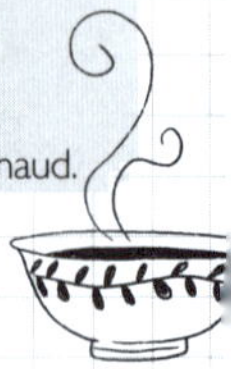

- 50 g de pain
- 2 tranches de jambon blanc
- 1 fruit

MARDI

Petit déjeuner

- Café ou thé
- 65 g de pain
- 30 g de fromage
- 1 petit verre de jus de fruits

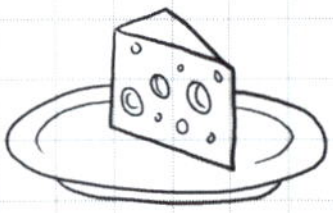

Déjeuner

Salade du chef

- Salade verte
- 200 g de betteraves rouges
- 100 g de maïs
- 1 c. à café d'huile d'olive pour la vinaigrette
- 1 petite boîte de thon au naturel

- 1 yaourt nature
- 1 fruit

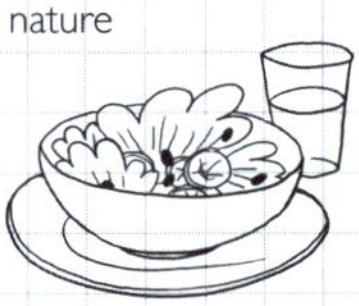

Vous n'aimez pas la betterave ? Remplacez-la par des carottes râpées ou des cœurs de palmier.

Dîner

Crudités

- 1 c. à café d'huile pour la vinaigrette

150 g de poisson grillé

- 120 g de riz cuit (40 g cru)
- 5 g de beurre
- 1 yaourt nature
- 1 fruit

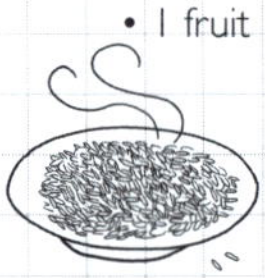

Pensez à faire cuire plus de riz, il vous en faudra pour votre déjeuner de demain.

Exemple de vinaigrette sans huile : ½ c. à soupe de moutarde + poivre + 2 c. à soupe de vinaigre + 2 c. à soupe de lait + jus de citron

Pas le temps de faire mijoter de bons ingrédients pendant des heures ? Pensez bouillons cubes ! N'hésitez pas à comparer les produits afin de les choisir sans trop de conservateurs, colorants… Et ne salez pas vos préparations, le bouillon cube s'en charge pour vous !

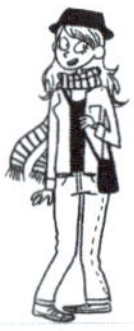

MERCREDI

Petit déjeuner

- 250 ml de lait
- 1 c. à café de chocolat en poudre
- 50 g de pain
- 5 g de beurre

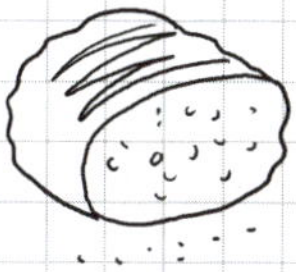

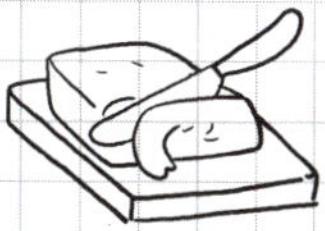

Déjeuner

Salade fraîcheur

- Crudités
- 120 g de riz
- Sauce : 10 g de mayonnaise + du jus de citron + du poivre + persil
- 2 tranches de jambon blanc
- 1 yaourt nature
- 1 fruit

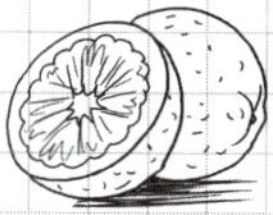

Dîner

Viande ou poisson grillé (100 g)

Mélange de légumes surgelés

- 50 g de pain
- 30 g de fromage
- 100 g de mangue

> **Jetez un coup d'œil à la composition, évitez les poêlées trop grasses ou contenant des féculents.**

JEUDI

Petit déjeuner

- Thé ou café
- 65 g de pain
- 10 g de beurre
- 1 yaourt nature

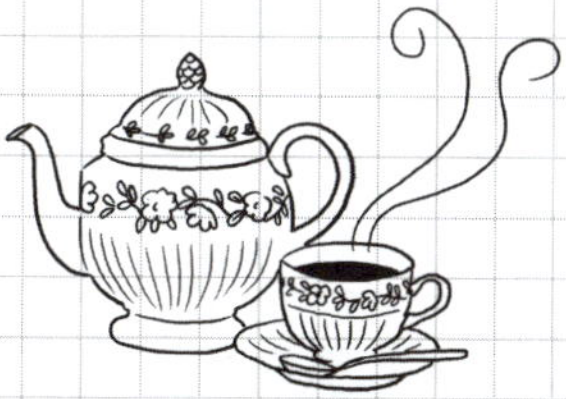

Déjeuner

Viande (ex : bifteck ou rumsteck grillé) ou poisson grillé (100 g)

- Duo de haricots verts et haricots beurre
- 65 g de pain
- 20 g de roquefort
- 1 yaourt nature

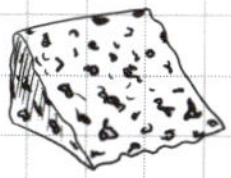

Dîner

Soupe de légumes

- 300 g de légumes variés
- 1 c. à café de crème fraîche à 15 % à ajouter après avoir cuit et mixé les légumes

Croque-monsieur

- 80 g de pain de mie
- 2 tranches de jambon blanc
- 15 g d'emmental râpé

- 1 fruit

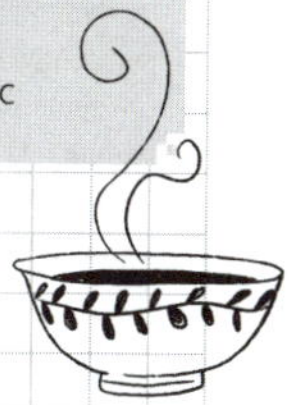

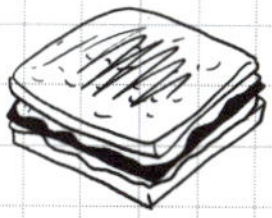

> **Pour faire une soupe, pas besoin d'appeler maman ! Épluchez, lavez et coupez en morceaux des légumes variés. Placez-les dans une casserole, recouvrez d'eau, ajoutez un bouillon cube et laissez cuire 15 min dans l'eau frémissante. Mixez et c'est prêt !**

VENDREDI

Petit déjeuner

- 250 ml de lait
- 1 c. à café de chocolat en poudre
- 65 g de pain
- 10 g de beurre

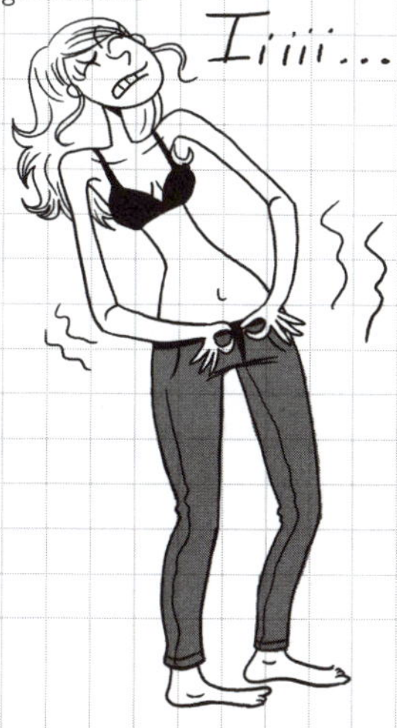

Déjeuner

Soupe de légumes

- 200 g de carottes, 1 oignon
- 1 c. à café de crème fraîche à 15 %

Sandwich

- 80 g de pain
- 30 g de fromage
- 50 g de viande des grisons

- 1 fruit

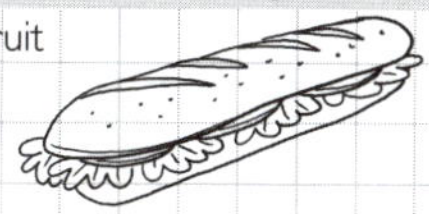

Dîner

- 150 g de dos de cabillaud grillé

Légumes

- **3 c. à soupe de blé cuit ou 2 pommes de terre de la taille d'un poing**

- 10 g de beurre
- 1 yaourt nature sucré avec 1 c. à café de miel

> **En associant les pommes de terre, les légumes (carottes, céleri, brocoli…) et le beurre, vous obtiendrez une délicieuse purée que vous assaisonnerez à votre goût avec des herbes et des aromates.**

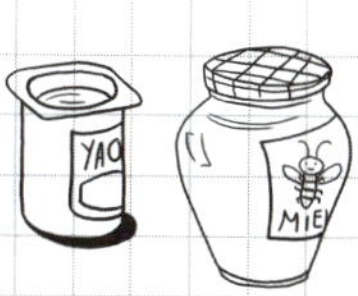

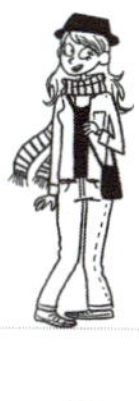

SAMEDI

Petit déjeuner

Je choisis un des petits déjeuners de la semaine

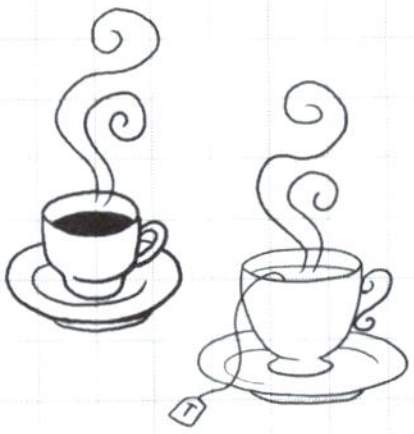

Déjeuner

Duo de carottes et pommes

- 100 g de carottes râpées
- 50 g de pommes râpées
- 1 c. à café d'huile pour la vinaigrette

Viande grillée (80 g)

- 150 g de pâtes cuites (50 g crues)
- 15 g de parmesan
- 1 petit verre de jus de fruits

Dîner

Viande (80 g) ou 120 g de filet de tilapia à la vapeur

Poireaux à mélanger à la crème fraîche ou des haricots au beurre

5 g de beurre ou 30 g de crème fraîche à 15 %

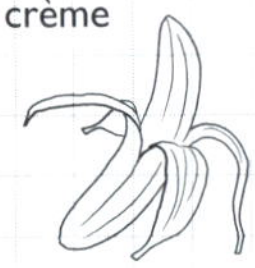

- 50 g de pain
- 20 g de fromage
- 1 banane

DIMANCHE

Petit déjeuner

Déjeuner

Dîner

Je reprends la journée de la semaine que j'ai la plus appréciée. Je choisis de refaire la journée de :

Pour faire vos vinaigrettes ou agrémenter vos préparations, vous pouvez ajouter du vinaigre (balsamique, de vin, de cidre...), de la moutarde, du poivre, des herbes, des épices, des aromates, des échalotes, des oignons, du jus de citron...

Pour tous les jours de la semaine, il s'agit d'un équilibre à la journée, vous pouvez donc inverser le déjeuner et le dîner.

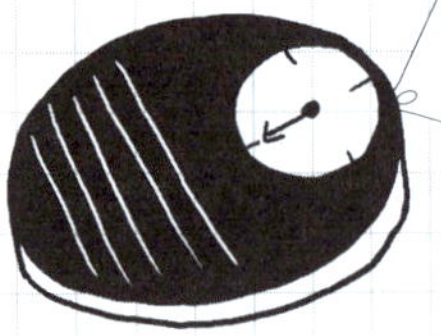

Pesez-vous dans les mêmes conditions et sur la même balance.

Bilan de la semaine

Poids lundi :

Poids dimanche :

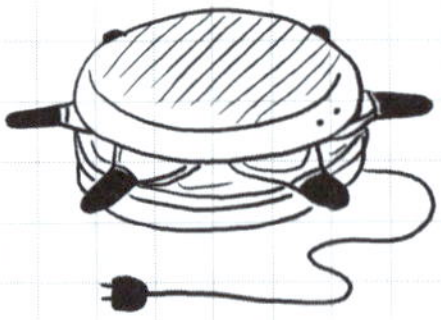

Manon est contente, elle a perdu 800 g. Elle aurait pu perdre plus mais elle n'a pas voulu se priver de sa soirée raclette entre copines. En jouant la carte de la modération, puisque Manon a mangé 3 tranches de fromage, 2 pommes de terre de la taille d'un poing, 2 tranches de jambon blanc et de la salade verte, elle a quand même obtenu du résultat sur la balance.

Manon est rentrée tard hier soir et elle compte bien faire une grasse matinée. Elle ne doit pas sauter de repas au risque de faire un écart dans le programme. Elle peut soit décaler ses trois repas dans la journée, soit prendre son petit déjeuner en allant se coucher puis son déjeuner peu après son réveil.

Notez ici vos commentaires, les difficultés rencontrées et vos écarts :

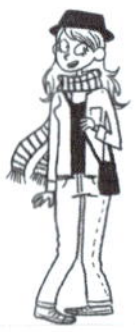

Régime 1 – Semaine 2

LUNDI

Petit déjeuner

- Thé ou café
- 65 g de pain
- 10 g de beurre
- 40 g de jambon blanc

Le jambon blanc s'entend toujours de porc ou de poulet.

Déjeuner

Viande (ex : 1 steak haché à 5 % grillé) ou poisson (80 g)

- Duo de petits pois (200 g cuits) et carottes rissolées avec 5 g de beurre et 1 oignon
- 150 g d'ananas

Dîner

Soupe de légumes

Placez 100 g de poireaux et 100 g de carottes en rondelles avec 50 g de fenouil et 1 échalote dans une casserole. Recouvrez d'eau et laissez cuire 15 min à petits bouillons. Mixez et servez la soupe avec 15 g d'emmental râpé.

Salade composée

- 120 g de haricots verts
- 1 petite boîte de maïs
- Vinaigrette sans huile
- 50 g de jambon cru ou 2 œufs durs

- 1 fruit

MARDI

Petit déjeuner

- Thé ou café
- 65 g de pain
- 10 g de beurre
- 2 petits-suisses à 20 %

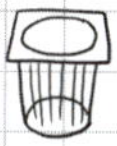

Vous n'avez pas de thermos pour garder votre soupe au chaud ? Prenez une poignée de tomates cerises ou d'autres crudités à la croque.

Déjeuner

Soupe de légumes

Faites cuire 200 g de brocolis, 1 oignon, ½ cube de bouillon de volaille dans de l'eau 15 min, puis mixez.

Sandwich

- 80 g de pain
- 10 g de beurre
- 80 g de jambon blanc
- 1 fruit

Dîner

Crudités

- 1 c. à café d'huile pour la vinaigrette

120 g de poisson à chair blanche ou crevettes

- 150 g de riz cuit (50 g cru)
- 20 g de crème fraîche à 15 %
- 1 yaourt nature
- 2 clémentines

MERCREDI

Petit déjeuner

- 250 ml de lait
- 1 c. à café de chocolat en poudre
- 50 g de pain
- 5 g de beurre

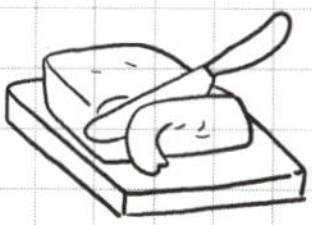

Déjeuner

- 1 steak haché à 5 % grillé
- 150 g de riz cuit (50 g cru)
- 1 petit pot de sauce tomate cuisinée du commerce
- 2 petits-suisses à 20 %
- 1 fruit

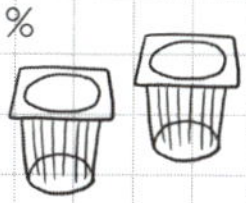

Dîner

Viande ou poisson grillé (80 g)

- Patates douces sautées avec 5 g d'huile d'olive
- 65 g de pain
- 20 g de comté
- 1 petite poignée de litchis

JEUDI

Petit déjeuner

Je choisis un des petits déjeuners de la semaine

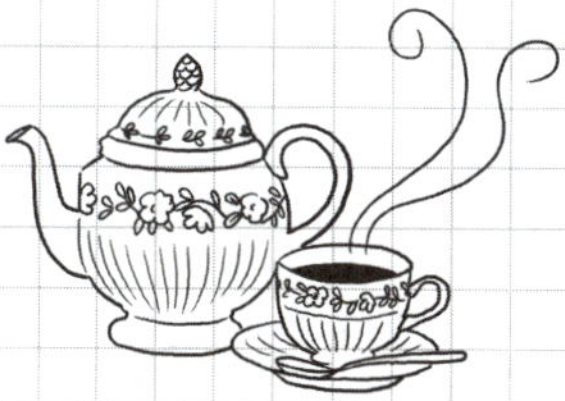

Déjeuner

Viande grillée 80 g (ex : escalope de veau grillée)

Légumes

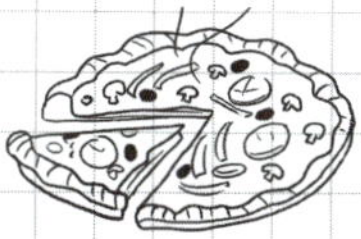

150 g de pâtes, blé ou quinoa cuits

- 10 g de beurre
- 1 yaourt nature

Dîner

- Salade verte assaisonnée sans huile

Pizza Régina

Préchauffez le four à 210 °C. Diluez une grosse cuillère à café de concentré de tomates avec de l'eau et des herbes de Provence. Prenez ⅓ de pâte à pizza fine et badigeonnez-la avec la tomate diluée. Recouvrez avec 100 g de champignons, 80 g de jambon blanc coupé en lamelles et 15 g d'emmental râpé. Enfournez 15 min.

- 1 fruit

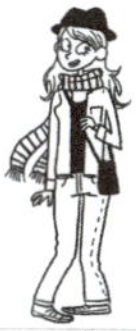

VENDREDI

Petit déjeuner

- Thé ou café
- 65 g de pain
- 10 g de beurre
- 1 yaourt nature

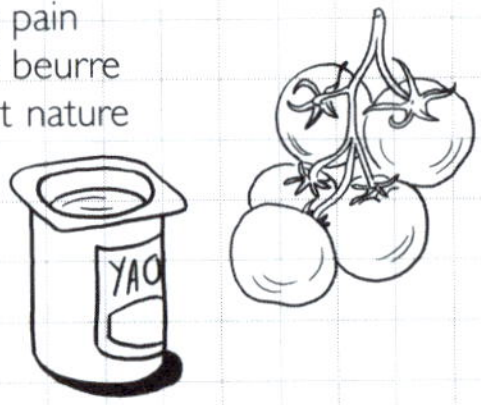

Déjeuner

Sandwich
- 90 g de pain
- 1 tomate en rondelles
- 1 petite boîte de thon au naturel
- Sauce : 10 g de mayonnaise + jus de citron + poivre + persil

- 1 yaourt nature
- 1 fruit

Dîner

- Papillote de merlu (120 g)
- 5 g d'huile d'olive et du jus de citron

Légumes

- 65 g de pain
- 20 g de fromage
- 1 fruit

> **Une idée ? Placez des carottes et du potiron émincés finement dans la papillote avec le poisson.**

SAMEDI

Petit déjeuner

- Thé ou café
- 1 croissant
- 1 yaourt nature

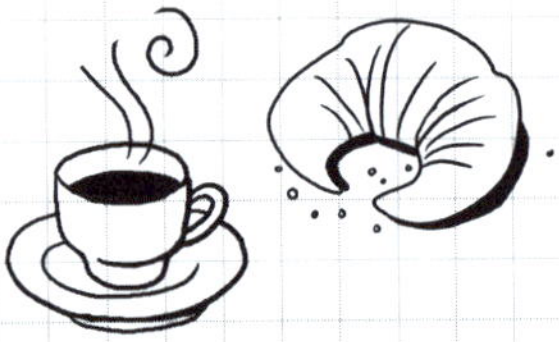

Déjeuner

Crudités assaisonnées sans huile

- 1 cuisse de poulet grillée

200 g de pommes de terre ou 150 g de pâtes cuites

- 5 g de beurre
- 1 fruit

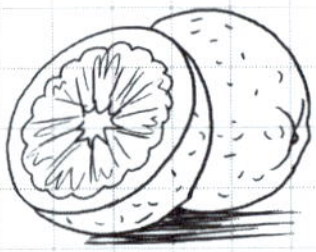

Dîner

Soupe de potiron au lait de coco

Épluchez le potiron (200 g épluché) et coupez la chair en dés. Faites-les cuire dans de l'eau avec ½ tablette de bouillon de volaille 15 min. Ajoutez 40 g de lait de coco, une pincée de curry. Mixez et servez chaud, recouvert de ciboulette ciselée.

- 70 g de pain
- 2 tranches de jambon blanc
- 1 fruit

DIMANCHE

Petit déjeuner **Déjeuner** **Dîner**

Je reprends la journée de la semaine que j'ai la plus appréciée. Je choisis de refaire la journée de :

Poids lundi :

Poids dimanche :

Bilan de la semaine

Manon est un peu déçue de la perte de poids de la semaine et a tendance à baisser les bras. La deuxième semaine, la perte de poids est toujours plus lente. Si comme Manon vous êtes déçue, accrochez-vous, faites un peu plus de sport et ça va repartir !

Notez ici vos commentaires, les difficultés rencontrées et vos écarts :

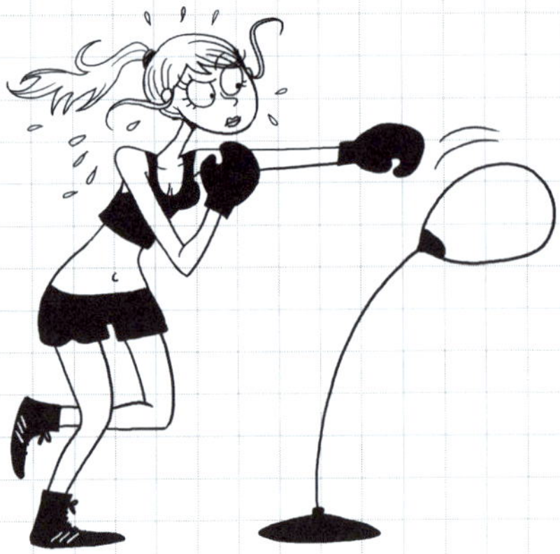

Régime 1 - Semaine 3

LUNDI

Petit déjeuner

- Thé ou café
- 65 g de pain
- 10 g de beurre
- 1 yaourt nature

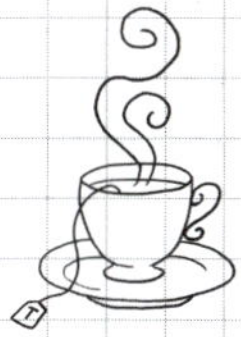

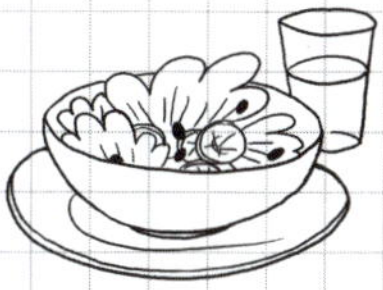

Déjeuner

Composez votre salade

Crudités

- 20 g de fromage
- 1 c. à café d'huile

2 tranches de jambon ou 6 bâtonnets de surimi

70 g de pain ou 150 g de pâtes cuites

- 1 fruit

Dîner

- Salade verte
- 1 c. à café d'huile
- 100 g de bifteck ou rumsteck grillé
- 200 g de potatoes cuits au four
- 1 c. à soupe de ketchup
- 1 fruit

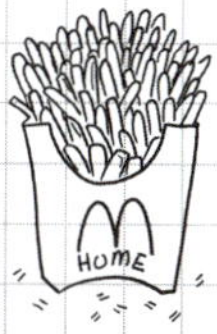

Simplifiez-vous la tâche : rendez-vous au rayon surgelé de votre magasin pour trouver des potatoes qui se cuisent au four !

MARDI

Petit déjeuner

- 250 ml de lait
- 1 c. à café de chocolat en poudre
- 50 g de pain
- 5 g de beurre

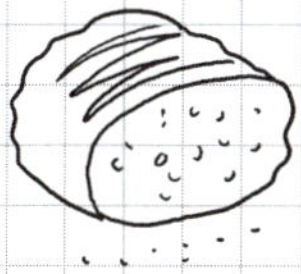

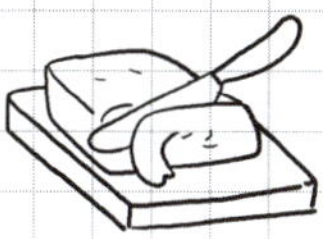

Déjeuner

Viande (ex : 80 g de magret de canard grillé sans peau) ou poisson grillé

- Duo de brocolis et carottes vapeur
- 70 g de pain
- 20 g de gouda
- 1 fruit

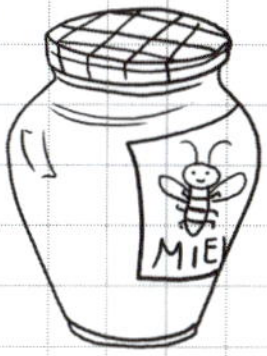

Dîner

- 120 g de poisson grillé ou cuit en papillote

Compotée de potiron

Faites fondre dans une poêle, avec 1 c. à soupe d'huile, 1 gousse d'ail, 1 échalote émincée et de l'oignon. Ajoutez 200 g de potiron coupé en petits dés et laissez cuire à découvert.

150 g de pâtes ou de riz ou 200 g de pommes de terre cuites

- 2 petits-suisses à 20 % sucrés avec 1 c. à café de miel
- 1 fruit

MERCREDI

Petit déjeuner

- Thé ou café
- 65 g de pain
- 10 g de beurre
- 1 laitage au choix

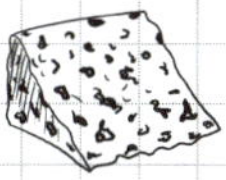

Le fromage peut faire office de protéine au cours d'un repas. Mais attention, il contient autant de lipides (graisses) que de protéines donc il faut varier ses sources de protéines.

Déjeuner

Salade jardinière

- 150 g de carottes râpées
- 120 g de lentilles corail cuites
- Vinaigrette : 1 c. à café rase de moutarde à l'ancienne, 1 c. à café rase de miel, 1 c. à soupe de jus de citron, 1 c. à soupe d'huile d'olive et un peu d'ail
- 2 tranches de jambon blanc
- 1 yaourt nature
- 1 fruit

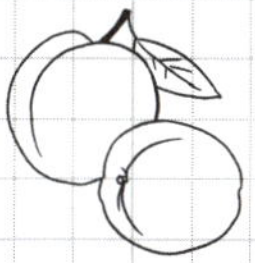

Dîner

Soupe de légumes

Placez 1 poireau, 1 carotte et 1 petite pomme de terre détaillés en morceaux dans une casserole et recouvrez d'eau. Ajoutez ½ cube de bouillon de volaille et laissez cuire à petits bouillons 15 min. Mixez et servez chaud.

- 50 g de pain
- 30 g de fromage
- 1 yaourt nature
- 1 pomme granny

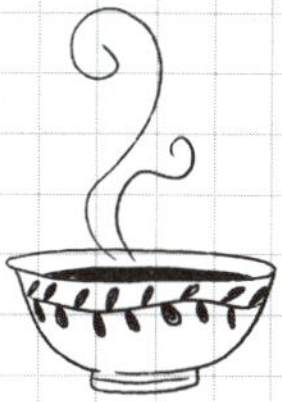

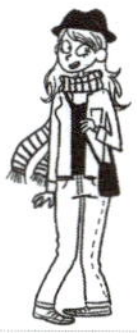

JEUDI

Petit déjeuner

- Thé ou café
- 65 g de pain
- 30 g de fromage

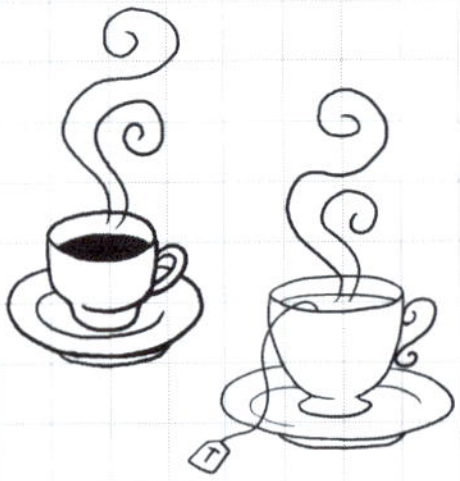

Déjeuner

- Soupe de légumes à base de légumes pour potage surgelés

Bagel au saumon fumé

Toastez un bagel préalablement coupé en deux. Étalez 25 g de fromage ail et fines herbes sur le bagel, puis disposez quelques feuilles de roquette et des rondelles d'oignons crus. Ajoutez 70 g de saumon fumé et refermez le bagel.

- 1 fruit

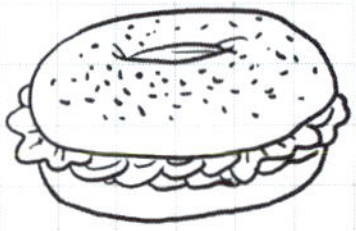

Dîner

Viande ou poisson grillé

Carottes persillées

Épluchez 200 g de carottes, coupez-les en rondelles et faites-les blanchir 3 min dans de l'eau bouillante. Faites revenir avec 10 g de beurre, les carottes, 1 c. à café de miel et du persil. Poivrez. Servez chaud.

- **65 g de pain ou 120 g de riz ou de pâtes cuites**

- 1 laitage au choix
- 1 orange sanguine

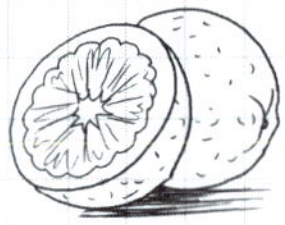

VENDREDI

Petit déjeuner

Je choisis un des petits déjeuners de la semaine.

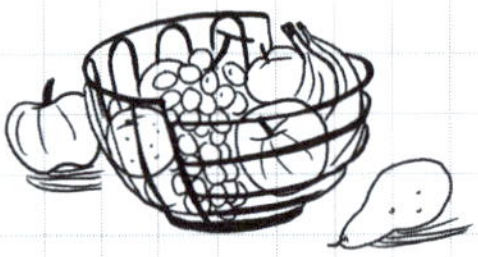

Déjeuner

80 g de filet mignon de porc grillé ou de poisson grillé

- 200 g de ratatouille surgelée cuisinée
- 70 g de pain
- 20 g de mimolette vieille
- 1 fruit

Dîner

Crudités assaisonnées sans huile

Viande ou poisson grillé (80 g)

- 150 g de pâtes fraîches
- 20 g de parmesan
- 1 fruit

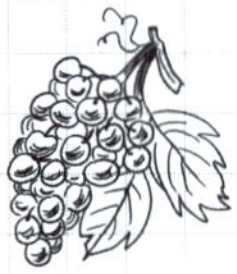

SAMEDI

Petit déjeuner

- 250 ml de lait
- 1 c. à café de chocolat en poudre
- 50 g de pain
- 5 g de beurre

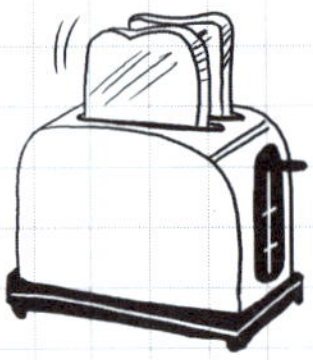

Déjeuner

Crudités assaisonnées sans huile

100 g d'escalope de poulet ou de dinde grillée

Gratin de pommes de terre

Alternez, dans un plat à micro-ondes, des couches de pommes de terre (200 g) et d'oignon. Mélangez 1 œuf, 15 g d'emmental râpé et 30 g de crème fraîche (15 %). Versez le mélange dans le plat. Faites cuire 20 min à 850W.

- 1 fruit

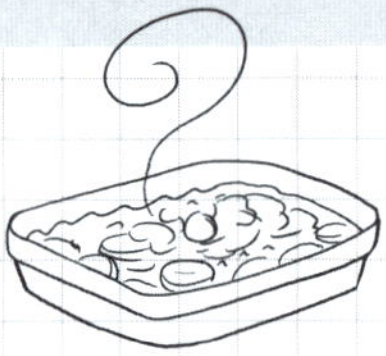

Dîner

Soupe de légumes

Coupez 100 g de poivrons et 100 g de carottes en petits dés et placez-les dans une casserole d'eau pendant 15 min. Ajoutez 15 g d'emmental râpé avant de servir.

Salade mangue-poulet

Épluchez et coupez la moitié d'une mangue en lanières et coupez 20 g de gouda en morceaux. Mélangez le tout avec des crudités de votre choix et 80 g d'escalope de poulet grillée ou de jambon de poulet. Mélangez 1 c. à café de mayonnaise, une pointe de gingembre, une pointe de muscade et ½ verre de jus d'orange. Versez la sauce sur la salade et réfrigérez quelques heures. Servez la salade décorée de feuilles de menthe et saupoudrée de paprika doux.

- 1 fruit

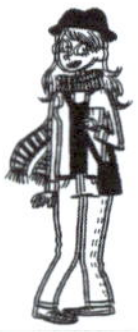

DIMANCHE

Petit déjeuner | Déjeuner | Dîner

Je reprends la journée de la semaine que j'ai la plus appréciée. Je choisis de refaire la journée de :

Manon est invitée à dîner… Elle peut prendre une collation protéinée avant de partir de type laitage (yaourt ou fromage blanc à 20 %) ou 1 tranche de jambon pour ne pas craquer sur l'apéritif ! Le fruit est à éviter car, riche en sucres simples, il risque de lui ouvrir l'appétit. Manon a l'impression de manger beaucoup et veut accélérer sa perte de poids en diminuant les quantités. Attention, pour perdre du poids, il ne s'agit pas de manger moins, il s'agit de manger bien ! Si Manon diminue les quantités, elle va perdre du poids mais risque l'effet rebond au moindre écart. De plus, elle aura faim, risque de grignoter et donc de regrossir. Si elle veut accélérer sa perte de poids, elle doit limiter au maximum les écarts et suivre son programme.

Poids lundi :

Poids dimanche :

Bilan de la semaine

Notez ici vos commentaires, les difficultés rencontrées et vos écarts :

Si vous désirez perdre encore du poids, renouvelez vos semaines de menus jusqu'à être satisfaite de votre silhouette. Si vous avez atteint votre objectif poids, rendez-vous p. 51 pour la dernière étape : la phase de stabilisation !

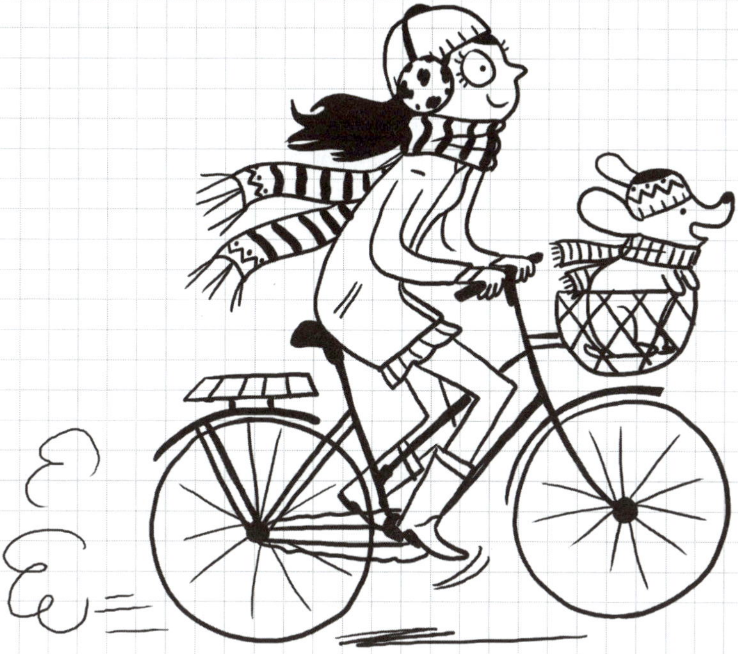

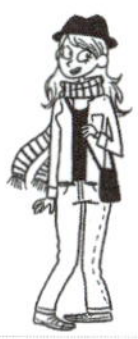

Régime 2 - Semaine 1

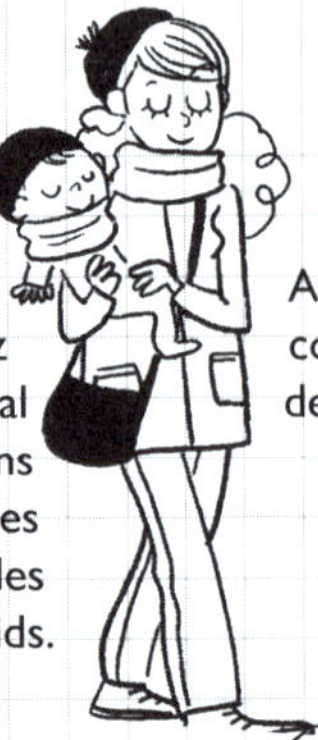

Vos réponses au QCM vous ont orientée vers le régime n° 2. Vous accompagnerez Élodie qui a besoin de repas simples de type familial pour concilier sa perte de poids et ses obligations de maman. Vous allez suivre les trois semaines de menus proposés pour perdre vos kilos et les renouveler jusqu'à atteindre votre objectif poids.

Avant de commencer, prenez le temps de compléter vos tableaux de menus en fonction de vos goûts et des indications.

> Si vous êtes une maman allaitante, n'hésitez pas à ajouter une collation à 16 heures de type laitage.

LUNDI

Petit déjeuner

- Thé ou café
- 65 g de pain
- 10 g de beurre
- 1 yaourt nature

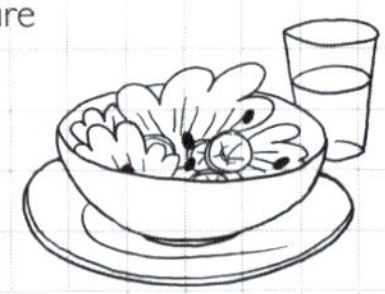

Déjeuner

Crudités assaisonnées sans huile (moutarde, jus de citron, poivre, échalote… Voir p. 14)

80 g de viande ou 100 g de poisson grillé (ex : cabillaud)

- 150 g de pâtes cuites (50 g crues)

20 g d'emmental râpé ou de parmesan

- 2 kiwis

Dîner

Soupe de courgettes à la vache qui rit®

Épluchez et coupez en morceaux 300 g de courgettes fraîches ou surgelées. Portez-les à ébullition dans 400 ml d'eau et laissez mijoter pendant 15 min. Ajoutez une portion de fromage, puis mixez. Assaisonnez de poivre et de muscade et dégustez chaud.

- 2 œufs à la coque
- 65 g de pain
- 1 fruit

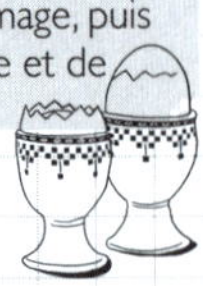

MARDI

Petit déjeuner

- 250 ml de lait
- 1 c. à café rase de chocolat en poudre
- 50 g de pain
- 5 g de beurre

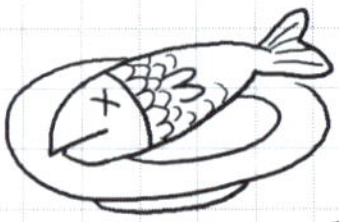

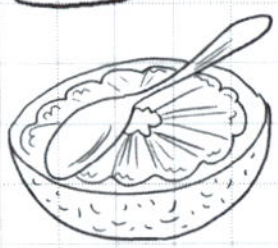

Déjeuner

100 g de viande ou de poisson grillé

Légumes

- 5 g de beurre ou 1 c. à café d'huile
- 50 g de pain
- 20 g de camembert
- 1 fruit

> Élodie aime prendre une tisane après son dîner, elle garde la cuillère à café de miel pour sa tisane.

Dîner

100 g d'escalope de poulet ou de dinde grillée

Duo de féculents et de légumes : 2 c. à soupe bombées de pâtes cuites ou de riz cuit ou de quinoa cuit

Légumes variés

- 10 g de beurre ou 60 g de crème fraîche à 15 %
- 1 yaourt nature
- 1 c. à café de miel

> Une idée ? Servez du riz mélangé à des épinards à la crème.

MERCREDI

Petit déjeuner

- Thé ou café
- 50 g de pain
- 5 g de beurre
- 100 g de fromage blanc à 20 %
- 100 g de compote

> Vous pouvez utiliser des compotes du commerce mais pensez à comparer les quantités de glucides… certaines compotes contiennent deux fois plus de sucre que d'autres !

Déjeuner

Crudités assaisonnées avec 1 c. à café d'huile

- 80 g de jambon blanc

150 g de pommes de terre, de petits pois ou de lentilles cuits

- 5 g de beurre
- 1 orange

> 5 g d'huile = 1 c. à café et
> 10 g d'huile = 1 c. à soupe

Dîner

Crudités assaisonnées sans huile

Spaghetti bolognaise

Faites cuire 50 g de spaghetti (150 g cuits). Faites revenir dans 5 g d'huile un oignon émincé et 100 g de viande hachée à 5 %. Ajoutez 100 g de tomates pelées, du poivre, du thym, du laurier et du piment. Laissez mijoter 10 min. Servez le tout avec 15 g d'emmental râpé.

- 1 fruit

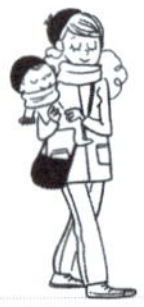

JEUDI

Petit déjeuner

- 250 ml de lait
- 1 c. à café rase de chocolat en poudre
- 50 g de pain
- 5 g de beurre

Le jambon blanc s'entend toujours de porc ou de poulet.

Déjeuner

Salade arlequin

- 100 g de betteraves rouges
- 100 g de carottes râpées
- 90 g de pâtes cuites (30 g crues)
- 1 c. à soupe d'huile pour la vinaigrette
- 2 tranches de jambon blanc
- 1 yaourt nature
- 1 fruit

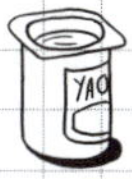

Dîner

Soupe de légumes

Placez 100 g de carottes, 50 g de poireaux, 50 g de navets et 50 g de pommes de terre détaillées en cube dans une casserole. Mouillez à hauteur des légumes avec un bouillon de volaille. Laissez cuire à petits bouillons pendant 15 min. Mixez et servez chaud.

80 g de viande ou de poisson grillé

2 c. à soupe bombées de riz, de blé ou de semoule cuits

- 1 c. à café d'huile
- 1 yaourt nature

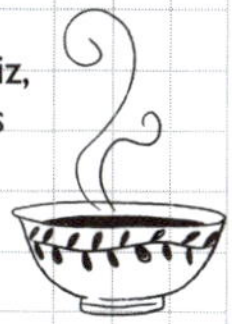

Élodie boit sa soupe pendant qu'elle donne à manger aux enfants… Elle mangera le reste de son repas plus tard. Ce geste ne sera pas préjudiciable sur la balance mais, à long terme, elle doit perdre cette habitude car son bol de soupe peut se transformer avec le temps en fromage, saucisson, cacahuètes…

VENDREDI

Petit déjeuner

- Thé ou café
- 50 g de pain
- 20 g de fromage

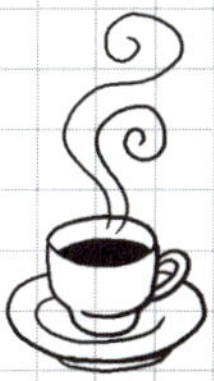

Pensez à relever vos plats avec des herbes, des aromates, des épices, de l'ail et de l'oignon.

Déjeuner

80 g de viande ou de poisson grillé

- Duo de carottes et courgettes en julienne
- 50 g de pain
- 20 g de fromage
- 2 clémentines

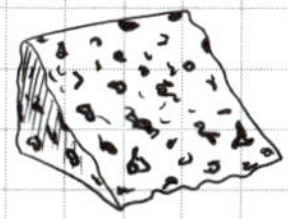

Dîner

- 100 g d'escalope de poulet grillée

Purée de pois cassés

Épluchez et émincez un petit oignon. Coupez 100 g de carottes épluchées en dés. Dans une cocotte, versez 50 g de pois cassés secs, l'oignon, les morceaux de carottes, du laurier et du thym. Recouvrez avec ½ l d'eau froide et laissez cuire 20 min après rotation de la soupape. À la fin de la cuisson, écrasez à la fourchette. Incorporez ½ verre de lait pour hydrater la purée, 10 g de beurre et de la muscade râpée. Servez chaud.

- 2 petits-suisses à 20 %
- 1 fruit

SAMEDI

Petit déjeuner

- Thé ou café
- 50 g de pain
- 5 g de beurre
- 1 yaourt nature

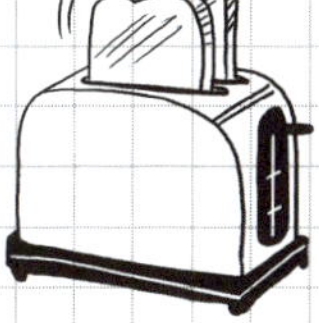

Le problème de la choucroute traditionnelle, c'est la charcuterie. En la remplaçant par des produits de la mer, vous limitez le nombre de calories !

Déjeuner

Choucroute de la mer

Faites rissoler avec 5 g de beurre les poissons coupés en gros morceaux (100 g de poisson à chair blanche et de crustacés – cabillaud, lotte, crevettes… – et 50 g de saumon). Réservez. Dans la même poêle, faites réchauffer la choucroute cuite (rayon traiteur de votre grande surface!) en mélangeant. Ajoutez le poisson et gardez au chaud. Faites revenir avec 5 g de beurre une échalote épluchée et ciselée. Ajoutez 1 c. à café de maïzena en mélangeant puis 30 ml de crème fleurette à 15 %, 50 ml de lait et 1 c. à soupe de ciboulette ciselée. Poivrez et remuez en chauffant 2 min. Servez le tout avec 150 g de pommes de terre cuites à la vapeur.

- 1 fruit

Dîner

Soupe de légumes

- Légumes variés
- 15 g d'emmental
- 50 g de pain
- 2 tranches de jambon blanc
- 1 yaourt nature
- 1 orange

Élodie n'a pas toujours le temps d'éplucher ses légumes, elle a toujours au congélateur des mélanges de légumes nature pour faire ses soupes.

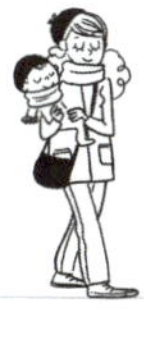

DIMANCHE

Petit déjeuner | Déjeuner | Dîner

Je reprends la journée de la semaine que j'ai la plus appréciée. Je choisis de refaire la journée de :

Poids lundi :

Poids dimanche :

Bilan de la semaine

Notez ici vos commentaires, les difficultés rencontrées et vos écarts :

Le mari d'Élodie est content de sa perte de poids et veut suivre le même régime pour perdre ses poignées d'amour. Ce régime ne lui convient pas : qu'il suive les nouvelles bonnes pratiques alimentaires de la maison et, en modérant ses écarts, il obtiendra un bon résultat.

Si vous n'avez pas le temps de préparer une recette, le principal est de manger tout ce qu'elle contient. Pensez aux oignons et aromates pour mettre du goût dans vos assiettes sans perdre de temps en cuisine.

Le mari d'Élodie veut l'emmener au restaurant… Elle l'oriente vers un restaurant japonais, où elle pourra manger 6 sushis, la soupe, la salade de crudités et un fruit en dessert, sans faire d'entorse à son régime.

N'hésitez pas à préparer le même plat pour toute la famille en veillant à l'équilibre de chacun. Les jeunes enfants n'ont pas besoin de deux apports de protéines animales par jour.

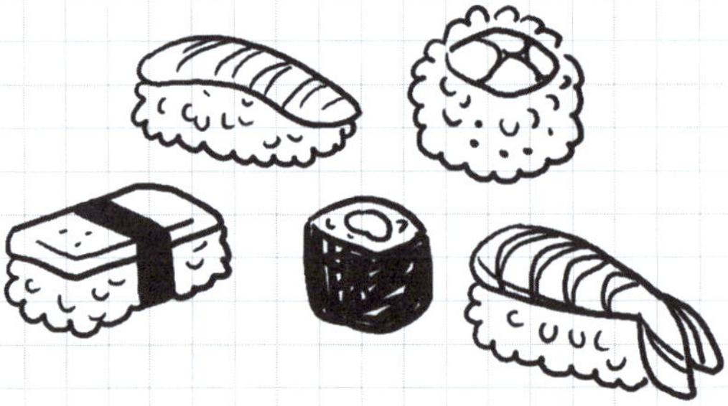

égime 2 - Semaine 2

LUNDI

Petit déjeuner

- Thé ou café
- 50 g de pain
- 5 g de beurre
- 1 laitage nature
- 1 petit verre de jus de fruits

e cadet d'Élodie fait la grimace evant sa soupe. En lui servant a soupe dans un mug à l'effigie e son personnage préféré et en i faisant boire à la paille, fini a soupe… à la grimace !

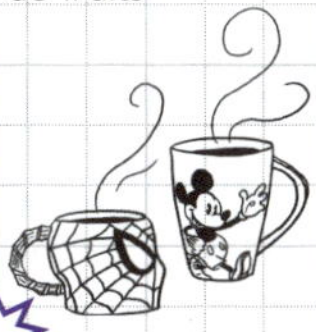

Déjeuner

Soupe de légumes

100 g de carottes, 100 g de courgettes et 50 g de poireaux avec un bouillon de volaille. Laissez cuire à petits bouillons 15 min. Mixez, ajoutez 15 g de crème fraîche à 15 % et servez chaud.

Salade jardinière

- 150 g de carottes râpées
- 120 g de lentilles vertes cuites
- 1 c. à café d'huile pour la vinaigrette
- 70 g de viande des grisons

- 1 yaourt nature

Dîner

- Salade verte assaisonnée sans huile
- 2 tranches de jambon blanc
- 120 g de gnocchis
- 100 g de sauce tomate cuisinée du commerce
- 15 g de parmesan
- 1 fruit

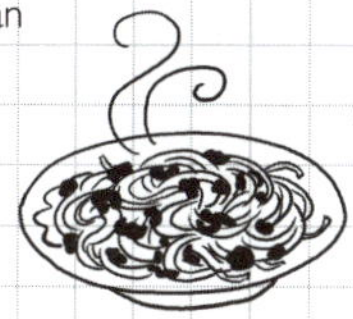

MARDI

Petit déjeuner

- 250 ml de lait
- 1 c. à café rase de chocolat en poudre
- 50 g de pain
- 5 g de beurre

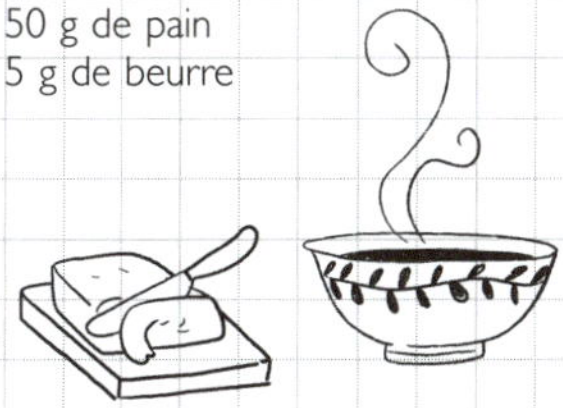

Déjeuner

100 g de viande ou de poisson grillé

Légumes (ex : mélange surgelé de légumes pour couscous)

- 50 g de pain
- 20 g de fromage
- 2 kiwis

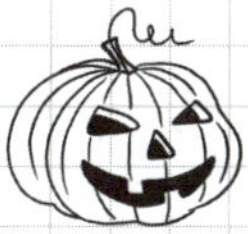

Dîner

Soupe d'Halloween

Faites suer de l'oignon avec 5 g d'huile d'olive, ajoutez 200 g de potiron, 100 g de carottes et 50 g de pommes de terre en dés, de l'ail, 1 verre de lait et 1 bouillon de volaille. Ajoutez du poivre et de la muscade et laissez cuire 20 min. Mixez et servez chaud.

- 40 g de pain
- 20 g de fromage
- 1 yaourt nature

MERCREDI

Petit déjeuner

- Café ou thé
- 50 g de pain
- 20 g de fromage

Il existe de tout dans le rayon des poissons panés. Achetez le produit le moins gras, c'est-à-dire celui qui affiche le moins de lipides aux 100 g et faites-le cuire au four, sans ajouter de matière grasse.

Déjeuner

Salade fromagère

- Salade verte
- 20 g de gouda râpé et d'emmental râpé
- Assaisonnée sans huile

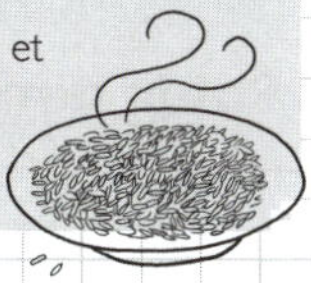

- 3 bâtonnets de poisson pané grillés
- 2 c. à soupe bombées de riz complet
- 100 g de compote

Dîner

1 bol de soupe de légumes ou 1 petite assiette de crudités assaisonnées sans huile

100 g de viande blanche grillée

150 g de pommes de terre ou 60 g de pain

- 1 laitage nature
- ½ mangue

JEUDI

Petit déjeuner

Je choisis un petit déjeuner de la semaine

Une idée ? Mélangez dans vos pâtes au beurre, une petite boîte de champignons de Paris.

Déjeuner

Escalope de dinde grillée (80 g) ou filet de lieu noir en papillote

Légumes

- 150 g de pâtes cuites
- 10 g de beurre
- 1 laitage nature

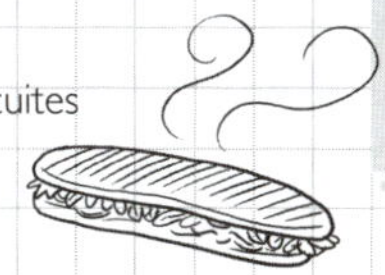

Dîner

Velouté de légumes

- Carottes, panais, poireaux, muscade
- 1 c. à café de crème fraîche à 15 %

Panini

- 80 g de pain ciabatta
- 20 g de mozzarella
- 2 tranches de jambon blanc
- Herbes de Provence

- 1 fruit

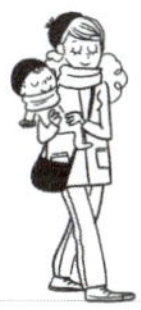

VENDREDI

Petit déjeuner

- 250 ml de lait
- 1 c. à café rase de chocolat en poudre
- 50 g de pain
- 5 g de beurre

Le lait de soja est moins sucré mais deux fois plus gras que le lait de vache. Il faut le boire impérativement nature.

Déjeuner

- 1 bol de soupe de légumes
- 100 g d'escalope de poulet à la crème
- 30 g de crème fraîche à 15 %
- 100 g de petits pois
- 1 yaourt nature

En mixant des fruits frais dans un laitage nature, vous obtenez un dessert plus riche en vitamines et en calcium, moins sucré, moins cher et meilleur que toutes les spécialités laitières aux fruits du commerce. Pensez-y !

Dîner

80 g de viande ou de poisson grillé (ex : raie)

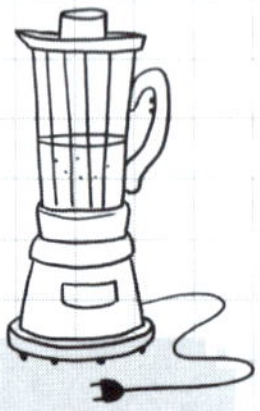

Légumes

- 50 g de pain
- 20 g de fromage

Yaourt à la poire

Mixez un yaourt brassé et 100 g de poire. Servez frais, saupoudré légèrement de noix de coco râpée.

- 1 yaourt nature

SAMEDI

Petit déjeuner

Je choisis un petit déjeuner de la semaine

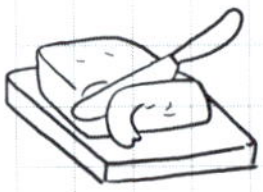

Vous pouvez remplacer les navets boule d'or par un autre légume à farcir : feuille de chou ou petite courge type *jack be little*.

Déjeuner

Navets boule d'or farcis

Videz 2 navets et faites-les précuire 15 min à la vapeur. Préparez la farce : mixez 50 g de blanc de poulet, 30 g de viande des grisons, 50 g de champignons, 1 échalote et la chair des navets. Remplissez les navets de farce et saupoudrez de ciboulette ciselée. Faites cuire au four (préchauffé) à 200 °C pendant 40 min. Servez chaud.

- 2 c. à soupe bombées de riz
- 1 laitage nature

Dîner

80 g de viande ou de poisson grillé

Légumes

100 g de quinoa cuit ou de boulgour cuit ou d'épeautre cuit

- 1 c. à café d'huile
- 2 petits-suisses à 20 %
- 150 g d'ananas

DIMANCHE

Petit déjeuner **Déjeuner** **Dîner**

Je reprends la journée de la semaine que j'ai la plus appréciée. Je choisis de refaire la journée de :

Poids lundi :

Poids dimanche :

Bilan de la semaine

Notez ici vos commentaires, les difficultés rencontrées et vos écarts :

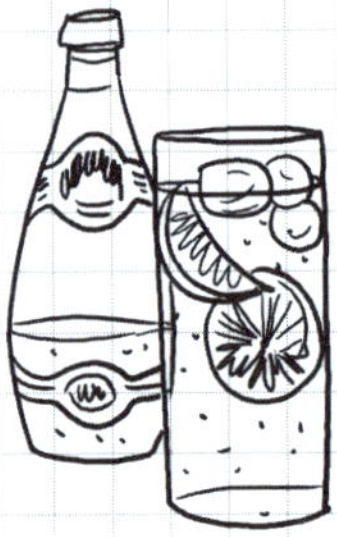

Élodie est invitée à l'anniversaire de son cousin et a peur de regrossir. Rien n'est joué en un seul repas ! Elle doit manger avec modération et éviter les calories superflues apportées par les cacahuètes, l'alcool, le plateau de fromages, les biscuits avec le café… Ainsi, elle évitera l'effet rebond. Il n'est pas nécessaire de manger moins au repas suivant ; en repartant sur son programme, l'écart passera inaperçu sur la balance. Et pour éviter de trinquer à l'eau plate, Élodie peut choisir une boisson light ou un verre d'eau gazeuse aromatisée avec une rondelle de citron.

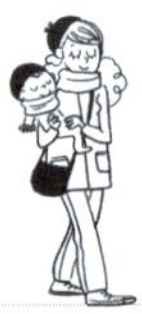

Régime 2 - Semaine 3

LUNDI

Petit déjeuner

- Thé ou café
- 50 g de pain
- 20 g de fromage

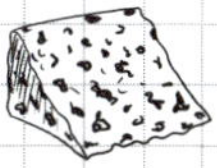

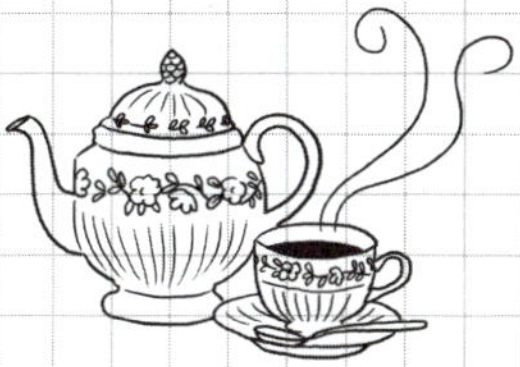

Déjeuner

- 80 g de steak haché à 5 %

Jardinière de légumes
Placez 100 g de carottes et 100 g de pommes de terre en dés puis 50 g de haricots plats dans un plat à micro-ondes. Ajoutez un fond d'eau. Couvrez et faites cuire 15 min à 600 W.

- 40 g de pain
- 5 g de beurre
- 2 clémentines

Une idée ? Un dos de cabillaud grillé au four, recouvert de moutarde, de rondelles de citron et de poivre.

Dîner

1 bol de soupe ou 1 petite assiette de cœurs de palmier

5 g d'huile ou 30 g de crème fraîche à 15 %

Viande ou poisson grillé (100 g)

- 2 c. à soupe bombées de pâtes
- 15 g d'emmental
- 1 poire

MARDI

Petit déjeuner

- Thé ou café
- 50 g de pain
- 20 g de gouda
- 1 fruit

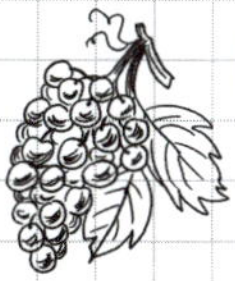

Le fromage peut être remplacé par 30 g de crème fraîche à 15 % à ajouter aux légumes.

Déjeuner

- 80 g de sot-l'y-laisse grillés

Légumes

- 50 g de pain
- 20 g de fromage
- 1 fruit

Une idée ? Un assortiment de chou : fleur, brocolis, romanesco vapeur.

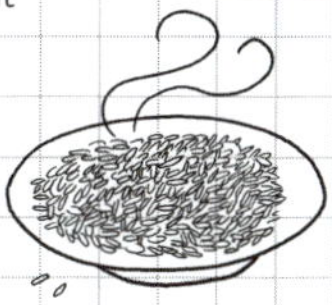

Dîner

- 150 g de poisson blanc, de crevettes ou de Saint-Jacques grillés

Risotto aux poireaux
Faites étuver un blanc de poireau émincé avec 5 g de beurre. Ajoutez 40 g de riz à risotto et laissez le riz devenir translucide sur feu vif en remuant. Arrosez d'un fond de vin blanc sec et laissez chauffer jusqu'à ce qu'il s'évapore. Mouillez avec un grand verre de bouillon de légumes dilué et faites cuire à feu doux jusqu'à ce que le bouillon soit absorbé. Pensez à bien remuer. À la fin, ajoutez 1 c. à café de crème fraîche à 15 %, remuez et servez chaud.

- 1 fruit

MERCREDI

Petit déjeuner

- 250 ml de lait
- 1 c. à café rase de chocolat en poudre
- 50 g de pain
- 5 g de beurre

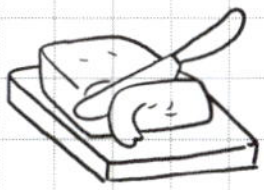

Une idée ? Des carottes vichy pour accompagner les petits pois.

Déjeuner

Viande (ex : râble de lapin grillé) ou poisson grillé (80 g)

Légumes

150 g de pommes de terre ou légumes secs (petits pois, lentilles, pois chiche, haricots rouges…)

- 5 g de beurre
- 1 fruit

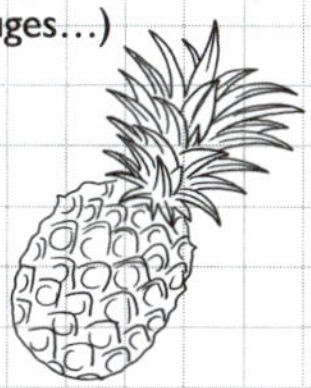

Dîner

Une petite assiette de crudités assaisonnées avec 1 c. à café d'huile

Wok de crevettes à l'ananas
Faites cuire 40 g de nouilles chinoises dans un grand volume d'eau bouillante selon le temps indiqué sur l'emballage. Faites dorer avec 5 g d'huile de l'ail haché puis 100 g de crevettes décortiquées. Ajoutez 1 c. à soupe de jus de citron, 50 g d'ananas frais coupés en dés et de la coriandre ciselée. Laissez chauffer 2 min. Servez les nouilles recouvertes de la préparation.

- 1 yaourt nature

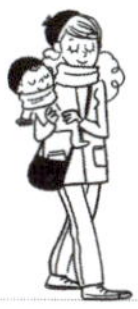

JEUDI

Petit déjeuner

Je choisis un petit déjeuner de la semaine

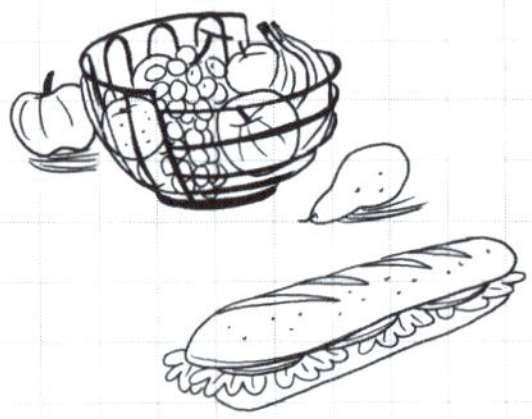

Déjeuner

Sandwich savoyard

Tartinez 2 tranches de pain de campagne (80 g en tout) avec 1 c. à café de crème fraîche à 15 % et faites-les griller au four. Disposez 1 tranche de fromage à raclette sur une tartine et remettez au four. Ajoutez quelques feuilles de salade émincées et 50g de viande des grisons, puis refermez le sandwich avec la seconde tranche de pain. À déguster chaud ou froid.

- 1 fruit

Dîner

- 1 bol de salade verte assaisonnée avec 5 g d'huile

2 tranches de jambon blanc ou 100 g de viande blanche grillée

120 g de céréales cuites (pâtes, quinoa…)

- 5 g de beurre
- 1 pomme

VENDREDI

Petit déjeuner

- 250 ml de lait
- 1 c. à café rase de chocolat en poudre
- 50 g de pain
- 5 g de beurre

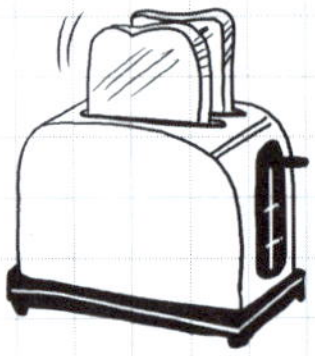

Déjeuner

Crudités assaisonnées avec 1 c. à café d'huile

- 1 cuisse de poulet grillée

Légumes (ex : mélange de légumes à ratatouille surgelés)

- 50 g de pain
- 2 kiwis

Dîner

Potage de betteraves

Faites revenir un petit oignon avec 5 g de beurre. Ajoutez 150 g de betteraves rouges cuites en morceaux. Mouillez avec un grand verre de bouillon de légumes. Faites cuire à couvert 15 min. Ajoutez du poivre et du persil, puis mixez avec une portion de fromage type vache qui rit®. Servez chaud avec 50 g de lardons grillés.

- 60 g de pain
- 1 tranche de jambon blanc
- 1 fruit

SAMEDI

Petit déjeuner

- Thé ou café
- 50 g de pain
- 5 g de beurre
- 100 g de fromage blanc à 20 %
- 1 fruit

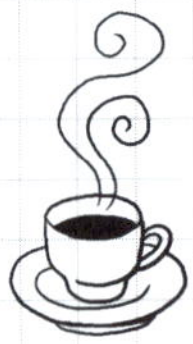

Déjeuner

- Salade verte avec 1 c. à café d'huile
- 100 g de rôti de bœuf

Pommes boulangères

Faites revenir 1 oignon avec 5 g d'huile dans une poêle. Coupez 220 g de pommes de terre crues en fines tranches. Dans un plat à gratin, alternez des couches de pommes de terre et d'oignons. Mouillez à hauteur avec un cube de bouillon de volaille dilué. Saupoudrez d'herbes de Provence. Faites cuire 30 min au four à 210 °C.

- 1 fruit

Dîner

Soupe de légumes

- Carottes, navets, poireaux
- 20 g de crème fraîche à 15 %

80 g de viande (ex : escalope de dinde émincée, grillée, aromatisée au paprika) ou de poisson

- 2 c. à soupe bombées de céréales
- 5 g de beurre
- 1 yaourt nature

DIMANCHE

Petit déjeuner **Déjeuner** **Dîner**

Je reprends la journée de la semaine que j'ai la plus appréciée. Je choisis de refaire la journée de :

Poids lundi :

Poids dimanche :

Bilan de la semaine

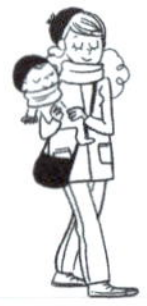

Notez ici vos commentaires, les difficultés rencontrées et vos écarts :

Si vous désirez perdre encore du poids, renouvelez vos semaines de menus jusqu'à être satisfaite de votre silhouette. Si vous avez atteint votre objectif poids, rendez-vous p. 55 pour la dernière étape : la phase de stabilisation !

Régime 3 - Semaine 1

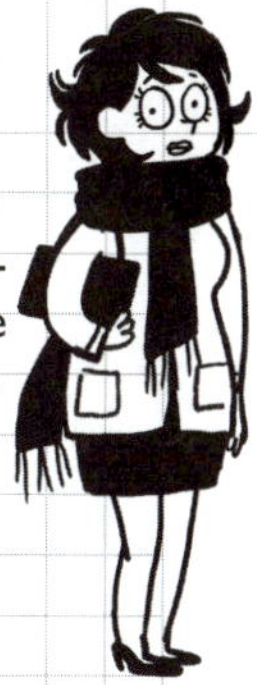

Vos réponses au QCM vous ont orientée vers le régime n° 3. Il s'agit d'un régime hypocalorique et hyperprotéiné, composé de trois repas par jour. Tout au long du programme, vous allez renouer de façon ludique avec les aliments et reprendre un bon comportement alimentaire. Vous retrouverez Marie, 42 ans, qui accumule les régimes depuis longtemps. Marie veut sortir du yo-yo et réapprendre à manger équilibré. Vous allez suivre les trois semaines de menus proposés pour perdre du poids et les renouveler jusqu'à atteindre votre objectif poids. Avant de commencer, prenez le temps de compléter vos tableaux de menus en fonction de vos goûts et des indications.

LUNDI

Petit déjeuner

- Thé ou café
- 40 g de pain
- 5 g de beurre
- 1 yaourt nature

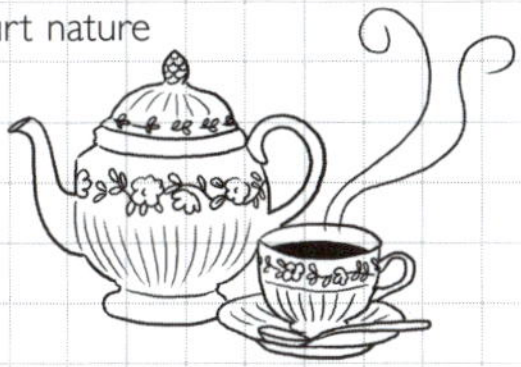

Déjeuner

100 g de viande ou de poisson grillé

- Duo de haricots verts et haricots beurre
- 50 g de pain
- 20 g de fromage
- 1 fruit

Dîner

Velouté crécy

Faites revenir 250 g de carottes en rondelles 10 min avec 1 c. à café d'huile d'olive. Ajoutez 25 cl de bouillon de volaille et laissez cuire 20 min. Ajoutez 30 g de crème fraîche (15 %) et 50 g de lait. Mixez. Parsemez de piment d'Espelette avant de servir.

- 50 g de pain complet
- 100 g de fromage blanc (20 %)
- 1 pomme golden

MARDI

Petit déjeuner

- Thé ou café
- 50 g de pain aux céréales
- 20 g de fromage

Le jambon blanc s'entend toujours de porc ou de poulet.

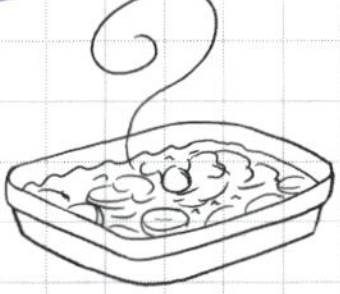

Déjeuner

Crudités (ex : carottes, céleri ou chou râpé)

- 1 c. à café d'huile pour faire la vinaigrette
- 2 tranches de jambon blanc

150 g de petits pois, lentilles ou flageolets cuits

- 1 yaourt nature

Dîner

- Salade verte assaisonnée sans huile (voir p. 14)
- 100 g de rosbif grillé

Gratin dauphinois

Épluchez et coupez en fines rondelles 175 g de pommes de terre. Dans un plat à four gratté à l'ail, placez une première couche de pommes de terre, puis une couche d'emmental râpé (15 g au total) et ainsi de suite. Poivrez. Mélangez 50 ml de lait et 30 g de crème fraîche à 15 %, puis versez sur les pommes de terre. Enfournez 1 heure à 180 °C.

- 1 fruit

MERCREDI

Petit déjeuner

- Thé ou café
- 1 yaourt nature
- 30 g de céréales natures
- 10 g d'oléagineux (noix, noisettes, amandes…)

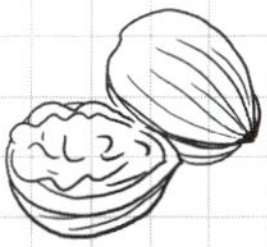

Moutarde, vinaigre, poivre, herbes, échalote… Amusez-vous à donner du goût et à varier vos vinaigrettes.

Déjeuner

- 1 bol de soupe de légumes (composée de légumes variés)

Assiette anglaise

- Salade verte (quelques feuilles)
- 100 g de carottes râpées
- 100 g de rosbif froid
- Sauce : 5 g de mayonnaise + jus de citron + poivre + persil

Vous pouvez diluer votre vinaigrette avec de l'eau ou un peu de lait

- 40 g de pain
- 1 yaourt nature

Dîner

Viande (ex : pavé de bœuf grillé) ou poisson grillé (80 g)

2 c. à soupe bombées de riz, pâtes, semoule ou quinoa

Légumes

- 5 g de beurre
- 2 kiwis

Pensez à faire cuire plus de céréales pour votre déjeuner de demain.

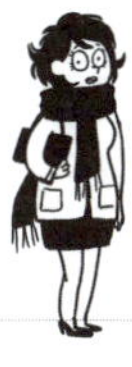

JEUDI

Petit déjeuner

Je choisis un petit déjeuner de la semaine

> **Une idée ? Vous pouvez déguster vos pâtes avec, en guise de légumes, une sauce tomate et oignon revenu avec la c. à café d'huile.**

Déjeuner

- Escalope de poulet grillée (100 g)

Duo de pâtes, riz, semoule ou quinoa (120 g cuits) et légumes

- 1 c. à café d'huile
- 1 laitage nature

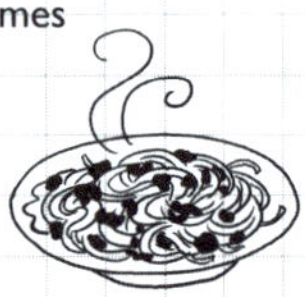

Dîner

Velouté de légumes
- 200 g d'un mélange de carottes, poireaux, navets
- 1 c. à café de crème fraîche (15 %)

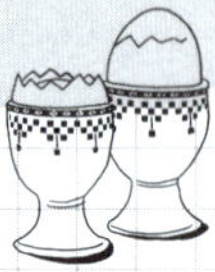

- 2 œufs à la coque
- 40 g de pain aux graines de pavot
- 2 clémentines

VENDREDI

Petit déjeuner

- Thé ou café
- 40 g de baguette tradition
- 5 g de beurre
- 100 g de fromage blanc (20 %)

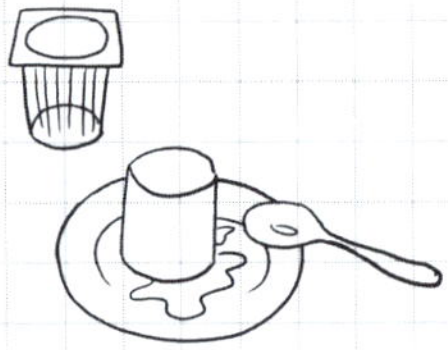

Déjeuner

Saumon au curry

Placez un pavé de saumon dans un plat pour micro-ondes. Ajoutez ½ verre de jus de citron et saupoudrez de curry. Faites cuire 5 min puissance maximum. Servez chaud.

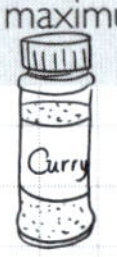

- 150 g de haricots verts
- 1 yaourt nature
- 1 petite banane

Dîner

100 g de poisson à chair blanche grillé ou de crustacés

- 30 g de crème fraîche (15 %)

Légumes

- 40 g de pain
- 20 g de comté
- 1 poire

> **Une idée ? Des moules à la crème et aux champignons.**

SAMEDI

Petit déjeuner

- 1 bol de lait
- 30 g de céréales nature
- 10 g d'oléagineux

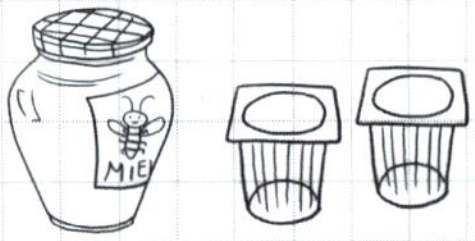

Déjeuner

Émincé de dinde à la forestière

Faites griller 150 g d'escalope de dinde émincée. Réservez. Faites revenir 100 g de champignons et une échalote émincée sans ajouter de matière grasse. Ajoutez la viande au mélange, puis déglacez avec 30 g de crème fraîche à 15 %.

- 2 c. à soupe bombées de riz brun
- 2 petits-suisses à 20 % sucrés avec 1 c. à café de miel

Dîner

Soupe de légumes
- Potiron, carottes
- 1 petite pomme de terre
- 20 g d'emmental râpé

- 40 g de pain de campagne
- 100 g de fromage blanc (20 %)
- 1 orange

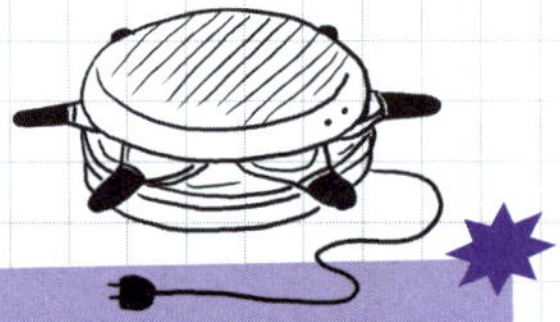

Marie est invitée à une soirée raclette et a peur de regrossir. Rien n'est joué en un seul repas ! Elle limite les quantités et évite les calories superflues (cacahuètes, alcool, dessert...). Voici quelques réflexes à adopter :

- **Préférer la viande des grisons et le jambon blanc aux autres charcuteries trop grasses.**
- **Limiter la consommation de fromage en coupant chaque tranche de fromage en 2 ou 3 pour faire plusieurs fournées.**
- **Attendre d'avoir fini de manger son morceau de fromage avant d'en faire fondre un autre.**
- **Manger le plus lentement possible pour limiter les quantités mais aussi bien digérer...**
- **Agrémenter son assiette de cornichons, oignons, pommes de terre et de légumes (carottes crues, tomates...) ou de salade verte.**

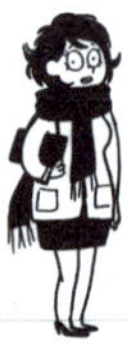

DIMANCHE

Petit déjeuner | Déjeuner | Dîner

Je reprends la journée de la semaine que j'ai la plus appréciée. Je choisis de refaire la journée de :

Poids lundi :

Poids dimanche :

Bilan de la semaine

Notez ici vos commentaires, les difficultés rencontrées et vos écarts :

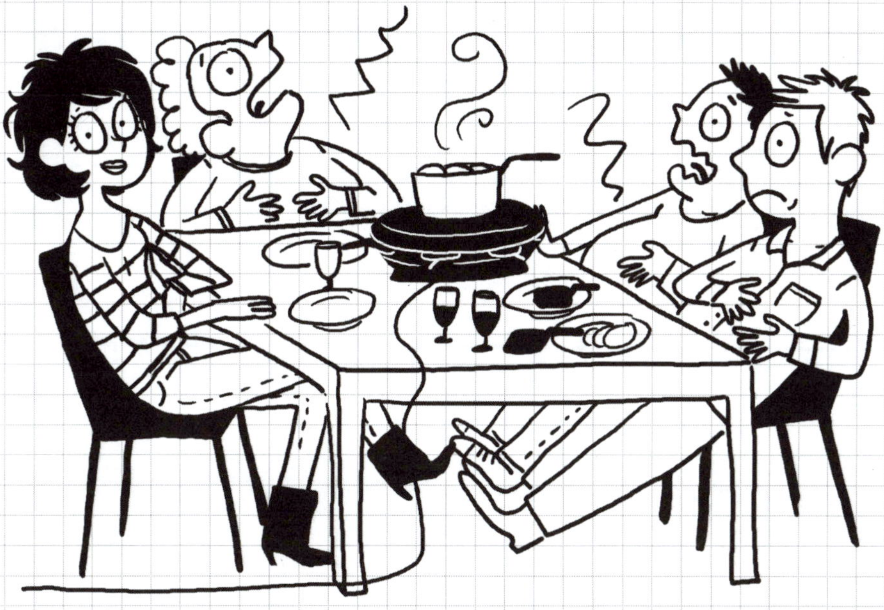

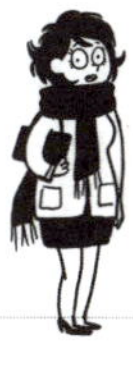

Régime 3 - Semaine 2

LUNDI

Petit déjeuner

- Thé ou café
- 50 g de pain
- 20 g de fromage

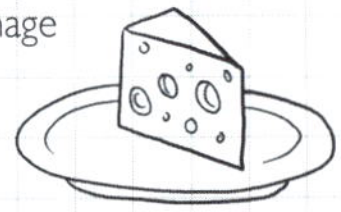

Si vous n'aimez pas le roquefort, vous pouvez le remplacer par un autre fromage.

Déjeuner

Salade d'endives au roquefort

Émincez une endive. Coupez 20 g de roquefort en dés. Coupez ½ pomme golden en dés et arrosez-les de jus de citron. Mélangez 1 c. à café de vinaigre, du persil haché, 1 cerneau de noix haché et ajoutez 1 c. à café d'huile de noix et du poivre. Faites griller 120 g d'escalope de poulet en lamelles. Laissez refroidir. Disposez le tout dans une assiette et ajoutez 80 g de maïs. Arrosez de vinaigrette et mélangez. Servez frais, parsemé de persil haché.

- 1 fruit

Dîner

150 g de poisson à chair blanche grillé ou de crustacés

- 100 g de riz

Légumes

Une idée ? Une fondue de poireaux à la crème.

- 1 c. à café de crème fraîche (15 %)
- 1 yaourt avec 1 c. à café de confiture

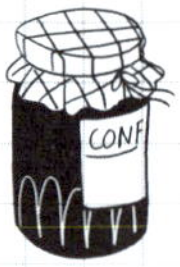

MARDI

Petit déjeuner

- Thé ou café
- 30 g de céréales nature
- 10 g d'oléagineux
- 100 g de fromage blanc (20 %)

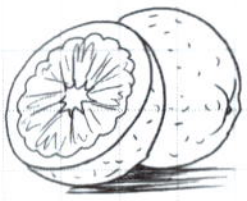

Déjeuner

100 g de poisson à chair blanche grillé ou de crustacés

Légumes

- 50 g de pain complet
- 20 g d'emmental
- 1 orange pressée en jus

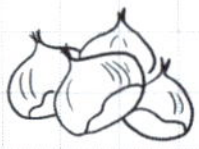

Dîner

Soupe potiron-châtaignes

Épluchez le potiron (250 g épluché) et coupez la chair en dés. Coupez une petite branche de céleri et ½ oignon. Faites rissoler le tout dans 5 g de beurre et laissez cuire à couvert, à petit feu, 10 min. Ajoutez 50 g de châtaignes, 200 ml de lait, poivrez et portez à ébullition en remuant. Laissez frémir 15 min. Mixez et servez chaud.

- 100 g de fromage blanc (20 %)
- 1 petite banane

MERCREDI

Petit déjeuner

- Café ou thé
- 40 g de pain
- 5 g de beurre
- 100 g de fromage blanc (20 %)

Une idée pour le soir ? Faites cuire le blé avec un bouillon de légumes. Faites sauter 150 g de poivrons surgelés avec la c. à café d'huile. Ajoutez le blé cuit et assaisonnez avec un mélange d'épices.

Déjeuner

- Une poignée de salade verte assaisonnée sans huile
- 70 g de jambon de Bayonne ou de poulet
- 200 g de pommes de terre en robe des champs recouvertes de sauce : 20 g de crème fraîche (15 %) + persil haché + poivre + 1 pointe de moutarde
- 1 yaourt nature

Dîner

Viande ou poisson grillé (80 g)

Légumes

- 1 c. à café d'huile
- 2 c. à soupe de céréales
- 1 fruit

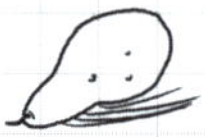

JEUDI

Petit déjeuner

- Thé ou café
- 40 g de pain
- 5 g de beurre
- 1 yaourt nature

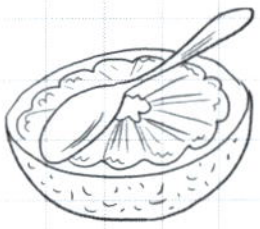

Déjeuner

Viande ou poisson grillé (80 g)

Légumes

- 40 g de pain de seigle
- 20 g de gouda
- 1 fruit

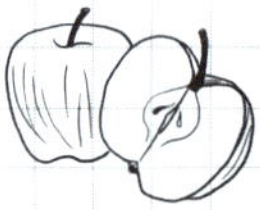

Dîner

- 1 cuisse de poulet grillée
- 150 g de haricots verts

Pomme surprise

Préchauffez le four à 210 °C. Épluchez et ôtez le trognon d'une pomme (boskoop ou grise du Canada) en la gardant entière. Disposez-la sur une plaque à four. Déposez à l'intérieur 1 c. à café de confiture. Faites cuire 30 min.

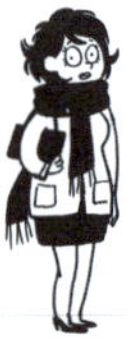

VENDREDI

Petit déjeuner

Je choisis un petit déjeuner de la semaine

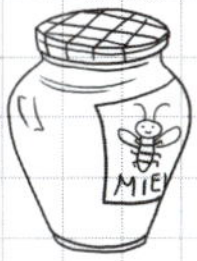
MIEL

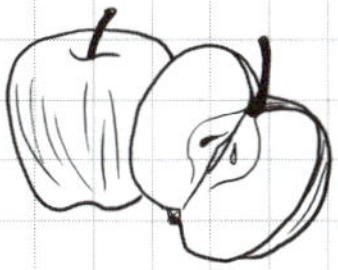

Déjeuner

- 2 tranches de jambon blanc
- Duo de lentilles vertes (90 g cuites) et de carottes (150 g)
- 5 g de beurre
- 2 clémentines

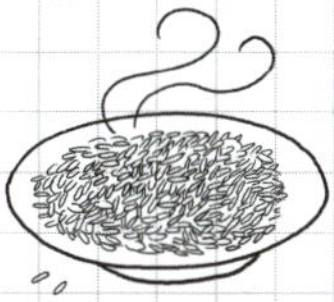

Dîner

Velouté de légumes
- 200 g de carottes et courgettes
- 1 c. à café bombée de crème fraîche (15 %)

- 150 g de poisson à chair blanche grillé
- 100 g de riz complet cuit
- 5 g de beurre
- 1 pomme

SAMEDI

Petit déjeuner

- Thé ou café
- 50 g de pain de campagne
- 20 g de gouda fruité

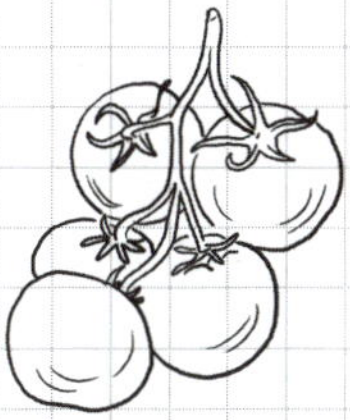

Déjeuner

Pot-au-feu de la mer

Dans une cocotte, placez 100 g de carottes en rondelles, 100 g de poireaux émincés, 1 échalote coupée en 2, 100g de tomates concassées, 120 g de pommes de terre en morceaux avec de l'ail haché et 1 feuille de laurier. Ajoutez 1 verre d'eau, ½ verre de vin blanc et 1 c. à café de fumet de poisson. Laissez cuire 20 min. Ajoutez 200 g de poisson blanc cru et poursuivez la cuisson 10 min à feu doux. Servez chaud.

- 1 yaourt nature
- ½ mangue

Dîner

Viande rouge ou foie de veau grillé (80 g)

Légumes

- 1 c. à café d'huile
- 40 g de pain complet
- 20 g de fromage
- 1 fruit

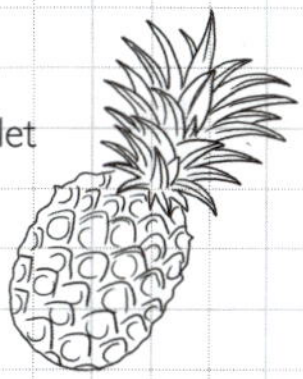

DIMANCHE

Petit déjeuner **Déjeuner** **Dîner**

Je reprends la journée de la semaine que j'ai la plus appréciée.

Je choisis de refaire la journée de :

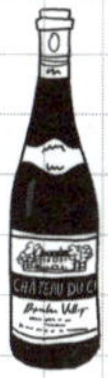

Le mari de Marie ouvre une bonne bouteille de vin et Marie est très tentée. Un verre ne la fera pas grossir mais ralentira sa perte de poids.

Poids lundi :

Poids dimanche :

Notez ici vos commentaires, les difficultés rencontrées et vos écarts :

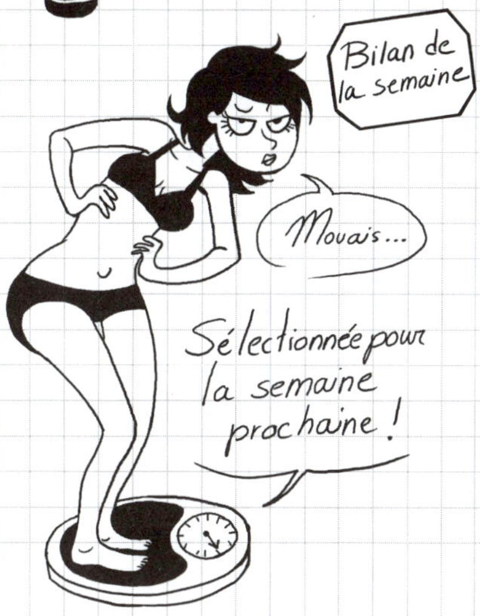
Bilan de la semaine
Mouais...
Sélectionnée pour la semaine prochaine !

RÉGIME 3 • SEMAINE 2

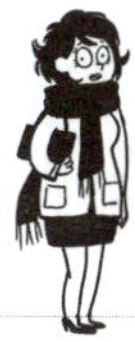

Régime 3 - Semaine 3

LUNDI

Petit déjeuner

- Thé ou café
- 40 g de pain
- 5 g de beurre
- 1 yaourt nature

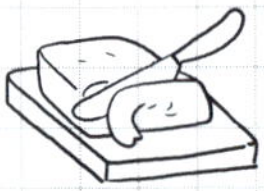

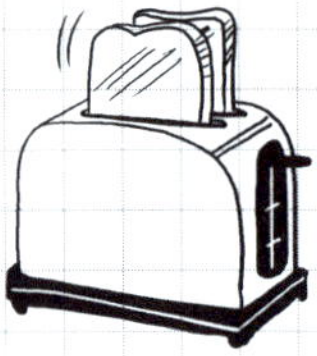

Déjeuner

Viande ou poisson (ex : saumon) grillé (80 g)

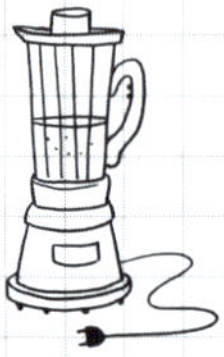

Légumes

- 5 g de beurre
- 1 yaourt nature

Une idée ? Des bouquets de brocolis cuits à l'eau, puis sautés au beurre.

Dîner

Velouté de céleri

Émincez 100 g de céleri en branches, un petit blanc de poireau et ½ oignon. Épluchez et coupez en cubes 50 g de pommes de terre. Faites fondre l'oignon dans 5 g de beurre, puis le poireau et le céleri. Faites chauffer ¼ litre d'eau avec un cube de bouillon de volaille. Ajoutez les légumes et les pommes de terre. Laissez cuire à petits bouillons 20 min. Mixez et servez chaud, décoré de cerfeuil.

- 40 g de pain
- 20 g de fromage
- 100 g de fromage blanc (20 %)
- 1 fruit

MARDI

Petit déjeuner

- 1 bol de lait
- 30 g de céréales nature
- 10 g d'oléagineux

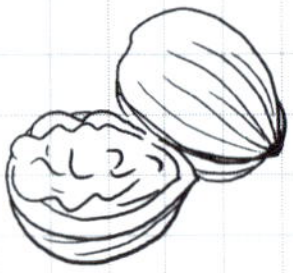

Déjeuner

- 100 g de saumon ou de thon frais grillé
- Duo de riz (100 g cuit) et champignons (100 g)
- 1 yaourt nature
- 1 fruit

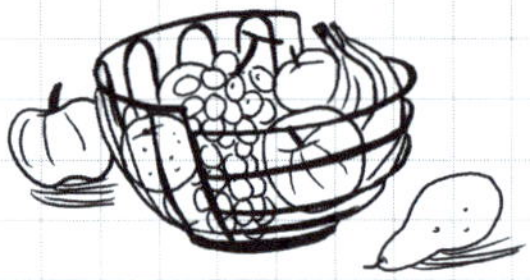

Dîner

Salade de carottes à l'orange

Râpez 100 g de carottes et servez avec la vinaigrette composée de 1 pointe de moutarde, 1 c. café d'huile d'olive, 1 c. à café de jus d'orange, de la ciboulette et du poivre.

100 g de viande blanche grillée

120 g de pâtes, blé ou quinoa cuits

- 2 petits-suisses à 20 %

MERCREDI

Petit déjeuner

Je choisis un petit déjeuner de la semaine

Marie veut faire du sport pour accélérer sa perte de poids. L'idée est bonne, cela lui permettra de faire bouger sa silhouette… mais pas sa balance ! Le sport permet de brûler plus de calories à partir du moment où vous suivez une activité régulièrement. Il est donc plus intéressant d'envisager le sport comme un plaisir et un atout santé plutôt qu'un moyen de brûler les calories d'une tartiflette ou d'une part de bûche au beurre !

Déjeuner

120 g de poisson à chair blanche grillée ou 2 tranches de jambon blanc

Légumes

- 1 c. à café bombée de crème fraîche (15 %)

2 c. à soupe de riz ou 1 pomme de terre de la taille d'un poing

- 1 laitage nature

Une idée ? Un délicieux écrasé de potiron à la crème.

Dîner

- 1 assiette de salade verte variée assaisonnée sans huile

Croque d'hiver

Coupez 2 petites tiges de cébette en fines rondelles. Faites-les revenir, à feu doux, pendant 10 min dans une poêle avec 1 c. à café d'huile d'olive et 1 c. à soupe de vin blanc. Ajoutez 1 c. à café rase de sucre et faites caraméliser en remuant. Recouvrez 1 tranche de pain de mie avec la préparation, ajoutez 2 fines tranches de jambon cru et 15 g de comté en copeaux. Refermez le croque et faites dorer.

- ½ pamplemousse

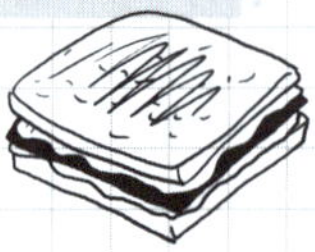

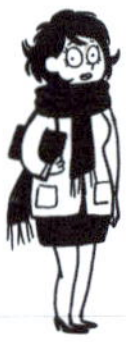

JEUDI

Petit déjeuner

- Thé ou café
- 40 g de pain complet
- 5 g de beurre
- 1 yaourt nature

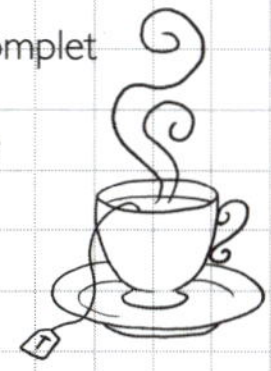

Déjeuner

100 g d'escalope de poulet, dinde ou veau grillée

Légumes

- 40 g de pain
- 20 g de Saint-Nectaire
- 2 clémentines

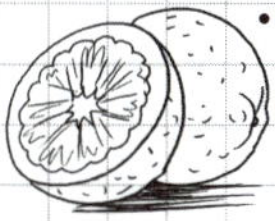

Dîner

- 1 bol de soupe de légumes variés

Oeuf cocotte à la courge

cf. p. 41.

- 50 g de pain grillé, coupé en lamelles
- 1 fruit

VENDREDI

Petit déjeuner

- Thé ou café
- 40 g de pain
- 5 g de beurre
- 100 g de fromage blanc (20 %)

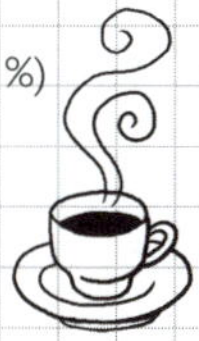

Déjeuner

- 1 bol de soupe de légumes variés
- 2 tranches de jambon blanc

1 pomme de terre de la taille d'un poing ou 150 g de petits pois

- 5 g de beurre
- 1 laitage nature

Dîner

1 petite assiette de crudités assaisonnées avec 1 c. à café d'huile

Viande ou poisson grillé (80 g)

120 g de riz, semoule ou quinoa cuits

- ¼ d'ananas

SAMEDI

Petit déjeuner

- Thé ou café
- 50 g de pain
- 20 g de fromage

Sa composition nutritionnelle se rapprochant de celle de la crème fraîche à 15 %, vous pouvez remplacer le lait de coco par le même grammage de crème fraîche.

Déjeuner

- 1 petite assiette de salade verte assaisonnée sans huile

Spaghetti au magret de canard

Faites revenir dans 1 c. à café d'huile 50 g de carottes en lamelles, 50 g de tomates concassées, de l'oignon et de l'échalote. Ajoutez 100 g de magret de canard sans peau coupé en tranches. Faites cuire à feu doux. Poivrez. Servez 120 g de spaghetti cuits, recouverts de la préparation et de 15 g de parmesan.

- Salade d'orange, mangue et menthe

Dîner

1 bol de soupe de légumes ou une petite assiette de crudités sans huile

120 g de poisson à chair blanche grillé ou de crustacés

- 30 g de lait de coco
- 100 g de riz cuit (= 30 g cru)
- 1 yaourt nature sucré avec 1 c. à café rase de miel

DIMANCHE

Petit déjeuner · **Déjeuner** · **Dîner**

Je reprends la journée de la semaine que j'ai la plus appréciée. Je choisis de refaire la journée de :

Poids lundi :

Poids dimanche :

Bilan de la semaine

Notez ici vos commentaires, les difficultés rencontrées et vos écarts :

Si vous désirez perdre encore du poids, renouvelez vos semaines de menus jusqu'à être satisfaite de votre silhouette. Si vous avez atteint votre objectif poids, rendez-vous p. 59 pour la dernière étape : la phase de stabilisation !

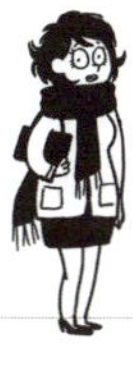

Régime 4 - Semaine 1

Vos réponses au QCM vous ont orientée vers le régime n° 4. Ce programme vous permettra de perdre du poids, que vos kilos soient là depuis longtemps ou pas, que vous soyez sous traitement hormonal ou pas. Ce n'est pas une fatalité de prendre du poids à la ménopause si un traitement hormonal éventuellement prescrit est bien dosé et si la phase de ménopause n'est pas compensée par l'alimentation. Tout au long de votre régime, vous rencontrerez Catherine, 55 ans, qui prend du poids progressivement depuis quelques années. Elle souhaite stopper cette prise de poids et reperdre les kilos accumulés. Armez-vous de volonté et laissez-vous guider ! Vous allez suivre les trois semaines de menus proposés et les renouveler jusqu'à atteindre votre objectif. Avant de commencer, prenez le temps de compléter vos tableaux de menus en fonction de vos goûts et des indications.

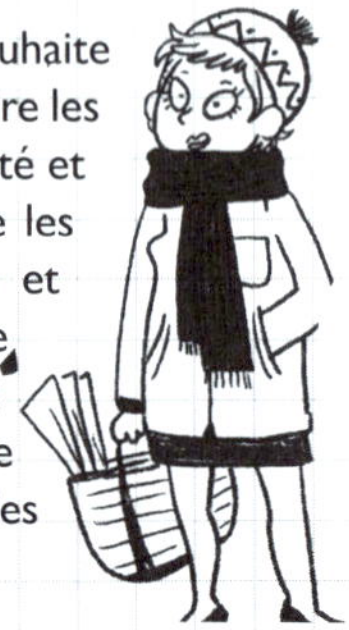

LUNDI

Petit déjeuner

- Thé ou café
- 40 g de pain
- 5 g de beurre
- 1 yaourt nature

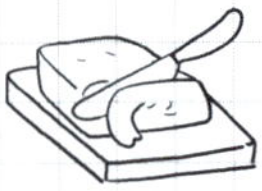

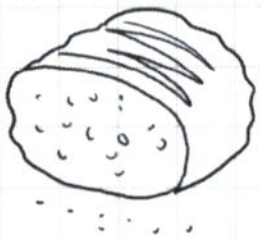

Déjeuner

Viande ou poisson grillé (80 g)

Légumes

- 40 g de pain
- 20 g de comté
- 1 pomme golden

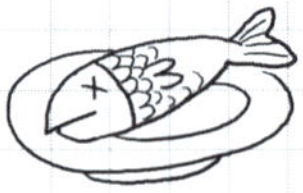

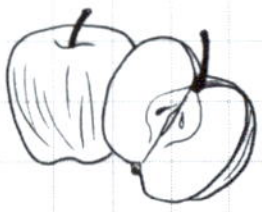

Dîner

Soupe de poireaux et pommes de terre

Émincez finement 100 g de poireaux et ½ oignon. Faites fondre 5 g de beurre dans une casserole, puis ajoutez les légumes et laissez étuver 5 min. Ajoutez 50 g de pommes de terre en morceaux et assaisonnez : poivre et noix de muscade. Ajoutez un petit verre de lait et 1 bol d'eau. Laissez cuire à feu doux 20 min. Mixez et servez chaud.

- 40 g de pain complet
- 20 g de fromage gouda fruité
- 1 poire williams

MARDI

Petit déjeuner

- Thé ou café
- 50 g de pain aux céréales
- 20 g de fromage
- 1 verre ballon de jus de fruits (100% pur jus)

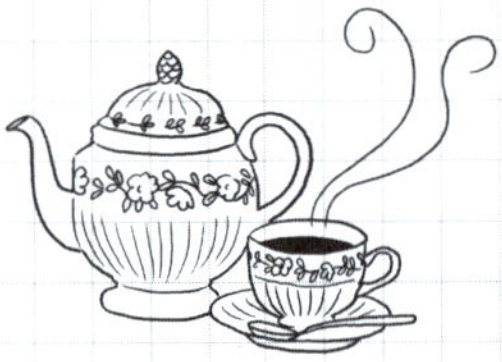

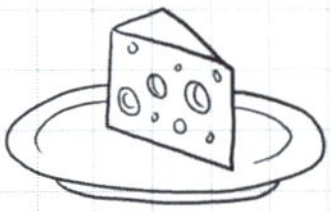

Déjeuner

- Salade verte assaisonnée sans huile

Parmentier Du Barry

Faites revenir 100 g de viande hachée (5%) avec des gousses d'ail hachée et des herbes de Provence. Faites précuire à la vapeur 100 g de pommes de terre et 200 g de chou-fleur. Ajoutez un peu de lait, 30 g de crème fraîche (15 %), du poivre et de la noix de muscade puis réduisez le tout en purée. Disposez la viande dans un plat à four et recouvrez de la purée. Ajoutez 15 g d'emmental râpé et passez au gril. Servez chaud.

- 2 kiwis

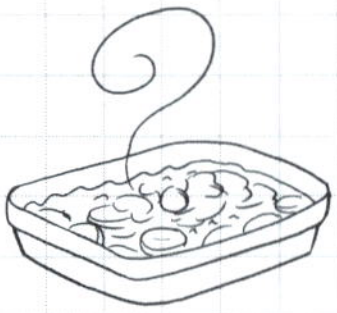

Dîner

Soupe de légumes

- Carottes, navets, courgettes surgelées
- 1 c. à café de crème fraîche (15 %)

- 50 g de pain viking
- 20 g de cantal
- 1 yaourt nature

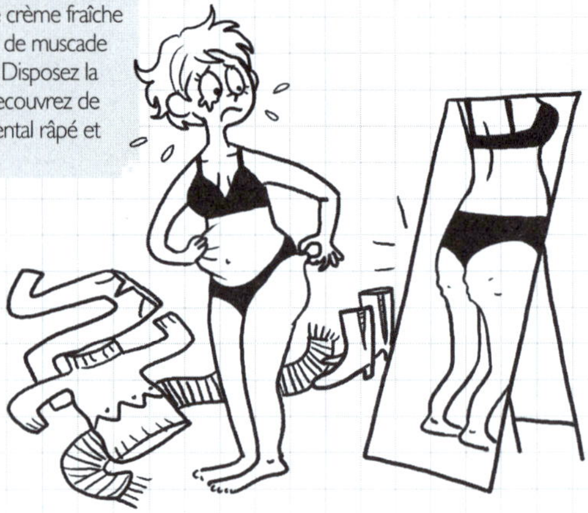

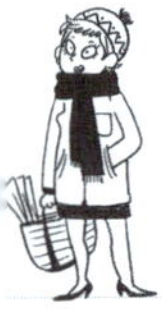

MERCREDI

Petit déjeuner

- Thé ou café
- 1 yaourt nature
- 30 g de céréales natures (non sucrées, sans ajout de fruits, fruits secs, noix, noisettes…)
- 10 g d'oléagineux

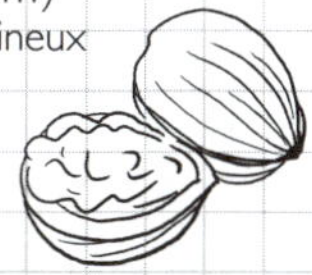

> Le jambon blanc s'entend toujours de porc ou de poulet.

Déjeuner

100 g de viande blanche grillée

Duo de riz (2 c. à soupe bombées) et légumes

- 1 c. à café d'huile
- 1 yaourt nature

> Le riz a la mauvaise réputation de constiper. Vous aurez un transit tout à fait régulier en buvant suffisamment d'eau et en pratiquant une activité physique régulière… que vous mangiez du riz ou non !

Dîner

- 2 tranches de jambon blanc
- 120 g de pâtes cuites (= 40 g crues)
- 1 petit pot de sauce tomate cuisinée du commerce
- 1 laitage nature
- ½ pamplemousse

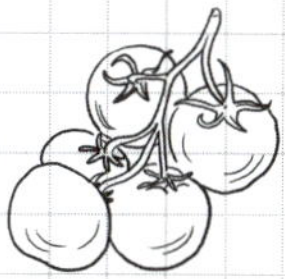

> Choisissez la sauce sans viande et prenez la moins grasse, celle qui contient le moins de lipides pour 100 g.

JEUDI

Petit déjeuner

- Thé ou café
- 40 g de pain
- 5 g de beurre
- 100 g de fromage blanc (20 %)

> Pensez à égayer vos assiettes avec des herbes, des aromates, de l'oignon, de l'ail, du jus de citron…

Déjeuner

1 petite assiette de crudités assaisonnées sans huile

- 80 g de bavette de bœuf grillée
- 120 g de petits pois cuits

Délice de pommes au miel

Faites cuire à feu doux et à couvert, une pomme coupée en fines lamelles, arrosée de jus de citron, de cannelle et de 1 c. à soupe de miel liquide. Quand les lamelles de pommes sont tendres, ajoutez 30 g de crème fraîche (15 %). Servez tiède.

Dîner

Soupe de légumes

- Potiron, carottes
- 15 g de comté râpé
- 120 g de poisson blanc cuit en papillote
- 120 g de pommes de terre en robe des champs
- 5 g de beurre
- ½ pamplemousse

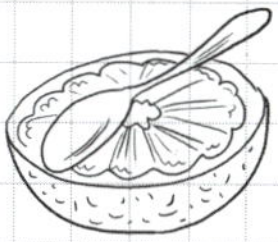

VENDREDI

Petit déjeuner

Je choisis un petit déjeuner de la semaine

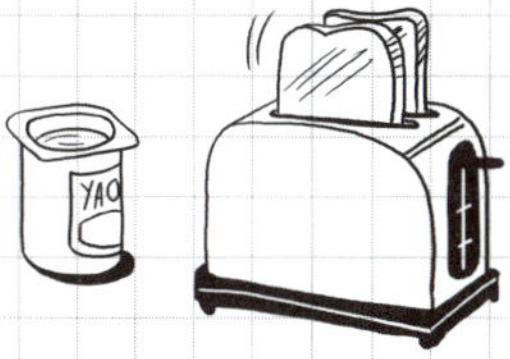

> Une idée ? Simplifiez-vous la cuisine en utilisant des poêlées surgelées ! Pensez à jeter un coup d'œil à la composition : il ne doit y avoir que des légumes !

Déjeuner

- Escalope de veau grillée (100 g)

Légumes

Tartines de poires

Faites cuire 1 poire épluchée et détaillée en lamelles dans un grand volume d'eau bouillante, additionnée d'une gousse de vanille pendant 10 min. Placez les lamelles sur 1 tartine de pain de campagne (40 g) et recouvrez-la de 20 g de camembert. Passez au four très chaud pour faire fondre le fromage. Servez tiède.

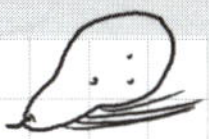

Dîner

- Salade verte assaisonnée sans huile

Omelette persillée

- 2 œufs + un peu de lait + du persil
- 50 g de baguette tradition
- 2 kiwis

> Il ne faut pas manger moins le soir. Vous brûlez des calories même en dormant ! Et les réserves de glycogène fabriquées par la digestion du dîner vous permettront de ne pas avoir faim demain, dans la matinée.

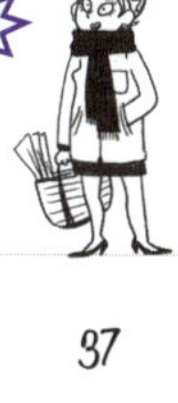

SAMEDI

Petit déjeuner

- Thé ou café
- 40 g de pain complet
- 5 g de beurre
- 1 yaourt nature

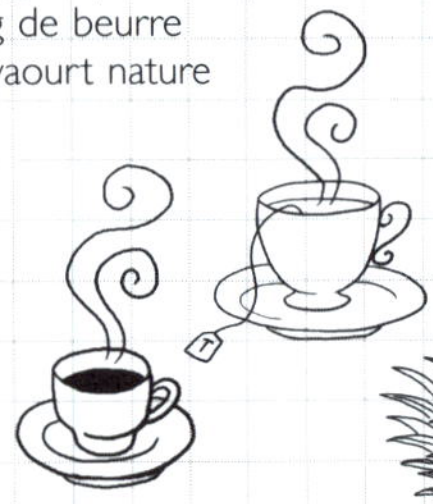

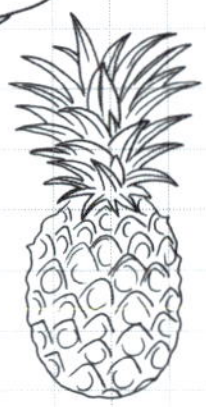

Déjeuner

Lapin à l'estragon

Faites revenir 100 g de lapin coupé en morceaux dans une cocotte avec 1 c. à café d'huile. Ajoutez de l'ail, des échalotes, 50 g de tomates, des feuilles d'estragon hachées, du thym et mouillez avec du bouillon de volaille. Laissez cuire à feu doux et à couvert pendant 20 min. Réservez le lapin. Mixez le fond de cuisson et faites réduire. Servez le lapin avec la préparation, décoré d'estragon ciselé.

- 120 g de haricots verts
- 40 g de pain
- ¼ d'ananas en tranches

Dîner

- Salade verte agrémentée de 2 tranches de jambon moulinée et assaisonnée sans huile

Tartelette tatin de légumes

Faites revenir avec 1 c. à café d'huile d'olive, 100 g de carottes émincées, 100 g de poireaux émincés et 100 g de navets en petits cubes. Ajoutez 1 verre de bouillon de légumes, 1 branche de romarin et laissez cuire à feu doux 10 min. Préchauffez le four à 210 °C. Étalez les légumes en les tassant bien au fond d'un moule à tartelette individuel légèrement beurré. Recouvrez de 1/6 de pâte brisée en enfonçant bien les bords. Enfournez 20 min. Démoulez et servez chaud.

- 2 clémentines

DIMANCHE

Petit déjeuner

Déjeuner

Dîner

Je reprends la journée de la semaine que j'ai la plus appréciée. Je choisis de refaire la journée de :

Bilan de la semaine

Poids lundi :

Poids dimanche :

Notez ici vos commentaires, les difficultés rencontrées et vos écarts :

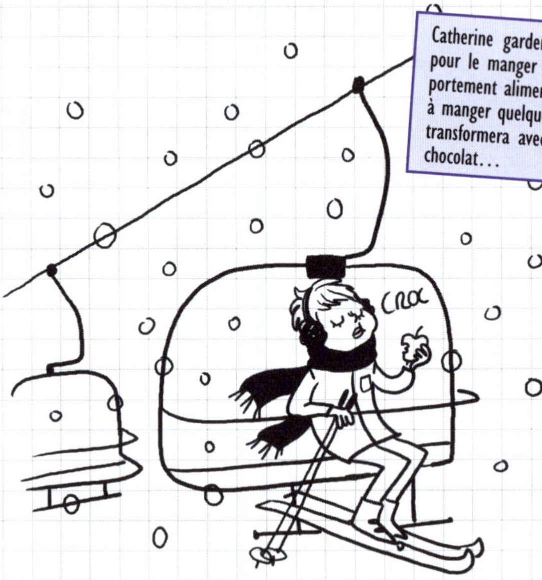

Catherine garderait bien son fruit du déjeuner pour le manger à 16 heures. Attention au comportement alimentaire ! Elle risque de s'habituer à manger quelque chose au goûter et ce fruit se transformera avec le temps en gâteau, bonbons, chocolat…

Régime 4 - Semaine 2

LUNDI

Petit déjeuner

- 1 bol de lait chocolaté (1 c. à café rase de chocolat en poudre)
- 40 g de pain
- 5 g de beurre

Une idée ? Vous pouvez réaliser une purée de brocolis avec les pommes de terre et le beurre.

Déjeuner

Viande ou poisson (80 g)

Légumes

40 g de pain ou 120 g de pommes de terre ou 90 g de pâtes cuites

- 5 g de beurre
- 1 fruit

Dîner

- Salade verte assaisonnée sans huile

Galette de sarrasin

Remplissez 1 galette de sarrasin réchauffée avec 1 tranche de jambon blanc moulinée et 20 g d'emmental râpé. Servez chaud.

- 1 pomme golden

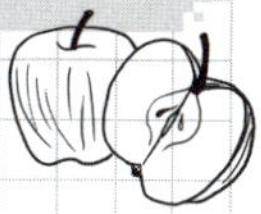

MARDI

Petit déjeuner

- Thé ou café
- 50 g de pain de campagne
- 20 g de camembert

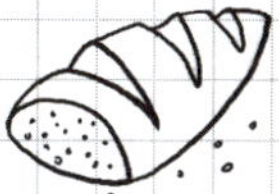

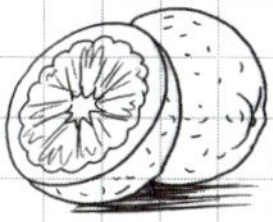

Déjeuner

- 100 g d'escalope de dinde à la crème (40 g de crème fraîche à 15 %)

Légumes

- 40 g de pain
- 2 clémentines

Une idée ? Des champignons ou des épinards mélangés à la dinde à la crème.

Dîner

Soupe de potiron au lait de coco

Faites cuire 15 min des morceaux de potiron (200 g épluché) dans de l'eau additionnée de ½ tablette de bouillon de volaille. Ajoutez 30 g de lait de coco, une pincée de curry. Mixez et servez chaud, parsemé de ciboulette.

- 40 g de pain
- 20 g de fromage de chèvre
- 1 yaourt nature
- 1 fruit

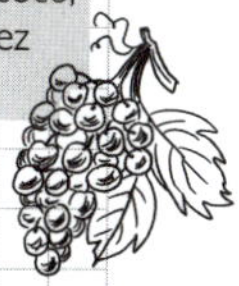

MERCREDI

Petit déjeuner

- Thé ou café
- 40 g de pain
- 5 g de beurre
- 100 g de fromage blanc (20 %)

Une idée ? Vous pouvez réaliser une poêlée de céréales en mélangeant des carottes et des champignons sautés avec 1 c. à café d'huile aux céréales.

Déjeuner

Viande blanche grillée (100 g)

- 1 c. à café d'huile

Légumes

- 120 g de céréales
- 2 kiwis

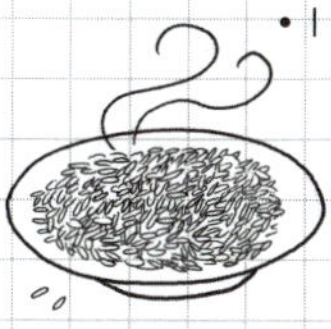

Dîner

- 100 g de saumon grillé
- Duo de pommes de terre (120 g) et légumes (100 g)
- 1 laitage nature

Pour un meilleur apport nutritionnel et une meilleure digestion, préférez les céréales complètes.

JEUDI

Petit déjeuner

Je choisis un petit déjeuner de la semaine

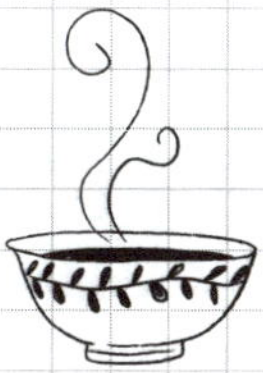

Déjeuner

Fondue de poireaux aux Saint-Jacques

Faites précuire 100 g de poireaux et 4 noix de saint-jacques à la vapeur sur une eau aromatisée de laurier et de thym. Dans une poêle, faites blondir une échalote sans matière grasse. Ajoutez les poireaux, les noix, 30 g de crème fraîche à 15 %, du poivre et le jus de ½ citron. Laissez mijoter quelques minutes. Parsemez d'herbes avant de servir.

- 3 c. à soupe de riz
- 1 pomme gala

Dîner

Salade de chèvre chaud

- Salade verte
- 20 g de chèvre
- 1 c. à café d'huile

- 50 g de pain
- 1 yaourt nature
- 1 poire

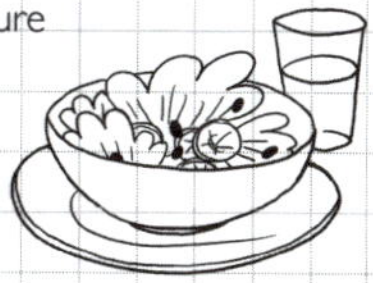

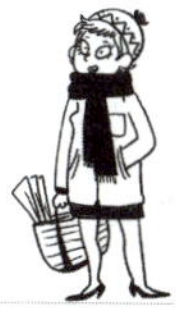

VENDREDI

Petit déjeuner

- 1 bol de lait ou 1 laitage nature
- 30 g de céréales nature
- 10 g d'oléagineux

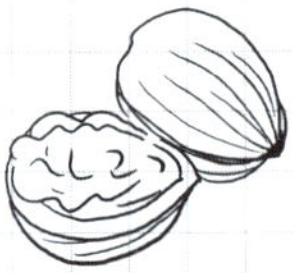

Déjeuner

Viande ou poisson grillé (80 g)

Légumes (ex : carottes)

100 g de petits pois ou lentilles corail ou pommes de terre cuits

- 5 g de beurre
- 1 fruit

Dîner

Velouté de légumes

- Poireaux, carottes, courgettes
- 15 g d'emmental râpé

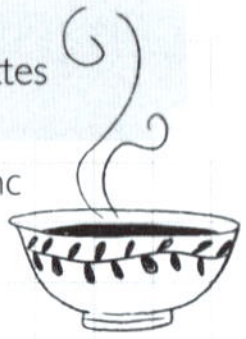

- 2 tranches de jambon blanc
- 100 g de pâtes cuites
- 5 g de beurre
- 1 fruit

SAMEDI

Petit déjeuner

- Thé ou café
- 40 g de pain
- 5 g de beurre
- 100 g de fromage blanc (20 %)

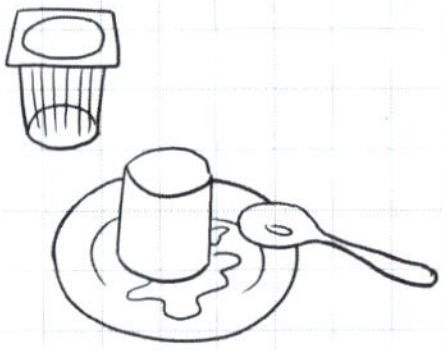

Gardez du bouillon de cuisson pour le dîner.

Déjeuner

Poule au pot [cette recette est pour 6 personnes]

Nettoyez et épluchez 6 carottes, 3 navets et 4 poireaux. Placez la poule dans une grande marmite et couvrez d'eau. Portez à ébullition et écumez. Ajoutez les légumes, un oignon piqué de clous de girofle, des fines herbes et du poivre. Couvrez et laissez cuire 2 h 30. Préparez la sauce : faites une béchamel avec une noix de beurre, 1 c. à soupe de farine et du jus de la poule au pot. Ajoutez 100 g de champignons, 1 c. à soupe de crème fraîche (15 %) et 1 jaune d'œuf. Mélangez bien. Servez la poule entourée des légumes avec la sauce. Vous prendrez 100 g de viande, 200 g de légumes et 1 c. à soupe de sauce.

- 40 g de pain
- 1 pomme

Dîner

Bouillon de poule aux vermicelles

Coupez un reste de légumes de la poule au pot (150 g) en petits morceaux. Faites cuire 30 g de pâtes pour potages dans un grand volume de bouillon de poule au pot avec du gingembre et de la citronnelle. Ajoutez les légumes et laissez chauffer quelques minutes. Servez chaud.

- 30 g de pain
- 70 g de jambon cru ou de poulet
- 1 orange

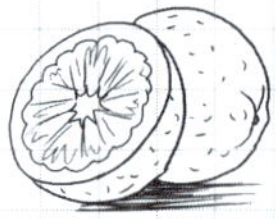

DIMANCHE

Petit déjeuner **Déjeuner** **Dîner**

Je reprends la journée de la semaine que j'ai la plus appréciée. Je choisis de refaire la journée de :

Poids lundi :

Poids dimanche :

Bilan de la semaine

Notez ici vos commentaires, les difficultés rencontrées et vos écarts :

Catherine est déçue, elle n'a pas perdu de poids cette semaine alors qu'elle a suivi son programme. Il faut absolument qu'elle s'accroche, ses efforts seront récompensés !

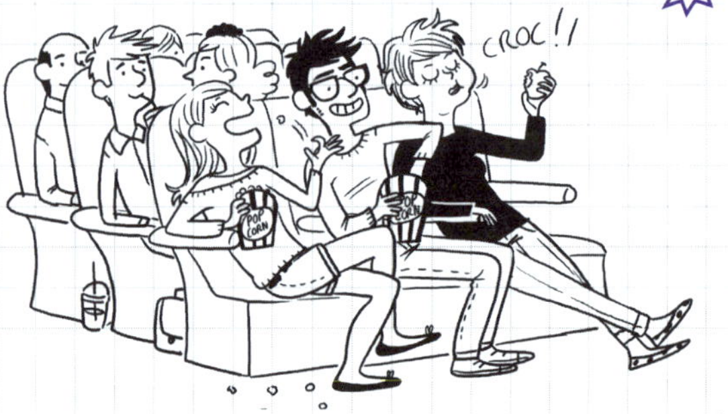

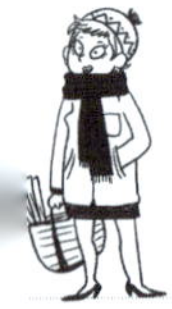

Régime 4 - Semaine 3

LUNDI

Petit déjeuner

- Thé ou café
- 100 g de fromage blanc (20 %)
- 30 g de céréales nature
- 10 g d'oléagineux

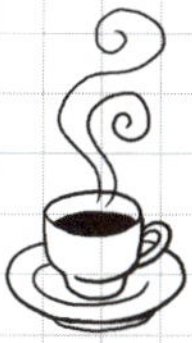

Une idée ? Une compotée de potiron avec les 5 g de beurre.

Déjeuner

Composez votre repas

Viande ou poisson grillé (80 g)

Légumes

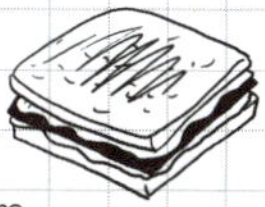

- 5 g d'huile ou de beurre
- 40 g de pain de seigle
- 1 yaourt nature

Dîner

- Salade verte assaisonnée sans huile

Croque épinards/chèvre

Faites blanchir dans de l'eau bouillante 1 poignée d'épinards crus pendant quelques minutes. Essorez bien. Tartinez 2 tranches de pain de mie avec 50 g de faisselle au fromage de chèvre, ajoutez les épinards et 1 tranche de jambon blanc. Faites chauffer dans un appareil à croque.

- 1 poire williams

MARDI

Petit déjeuner

- Café ou thé
- 40 g de pain
- 5 g de beurre
- 1 yaourt nature

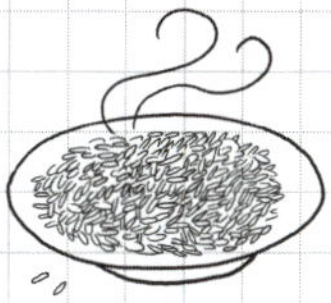

Déjeuner

Crudités assaisonnées sans huile

- 100 g de bifteck grillé
- 100 g de gnocchi poêlés (5 g de beurre)
- 1 laitage nature

Dîner

Soupe de légumes

- Carottes, poireaux
- 1 c. à café de crème fraîche (15 %)

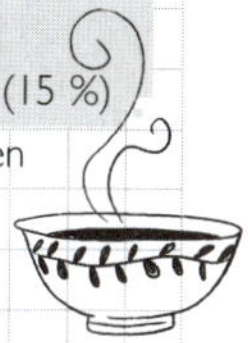

- 120 g de poisson blanc cuit en papillote
- 2 c. à soupe de riz complet
- 5 g de beurre
- 1 fruit

MERCREDI

Petit déjeuner

- Thé ou café
- 50 g de pain
- 20 g de fromage

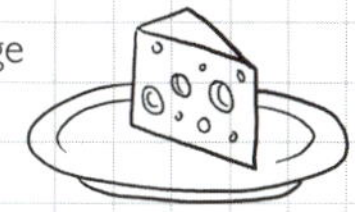

Déjeuner

- 100 g de viande blanche grillée

Légumes

- 40 g de baguette tradition
- 20 g de beaufort
- 1 pomme granny-smith

Dîner

- Une assiette de salade verte assaisonnée sans huile

Oeuf cocotte à la courge

Préchauffez le four à 180 °C. Épluchez et coupez en fines lamelles 150 g de courge butternut. Mélangez les lamelles avec 1 c. à café d'huile d'olive, une pointe de paprika et du cumin puis étalez-les sur une plaque allant au four. Enfournez pendant 15 min. Dans un ramequin légèrement beurré, placez les lamelles de courge rôties et recouvrez d'une c. à café de crème fraîche (15 %) mélangée à de la coriandre. Cassez un œuf et déposez-le délicatement dans le ramequin. Placez les ramequins dans un bain-marie, au four et faites cuire 15 min. Vous dégusterez votre œuf cocotte chaud et décoré de paprika.

- 50 g de pain grillé coupé en lamelles
- 1 banane

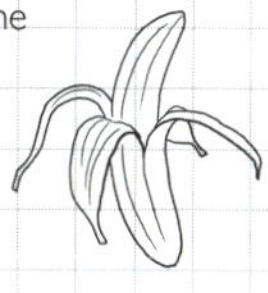

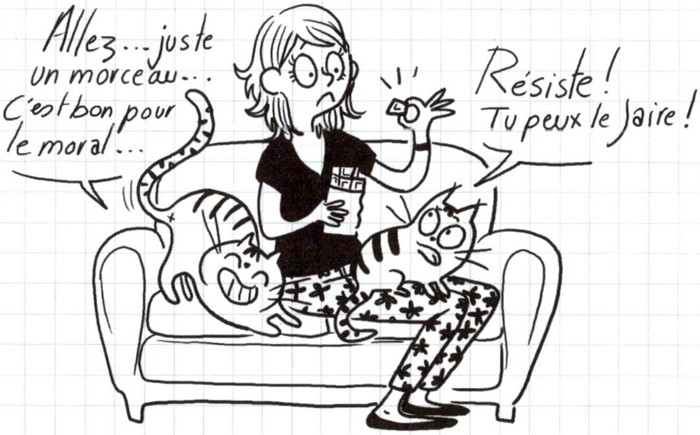

Allez... juste un morceau... C'est bon pour le moral...
Résiste ! Tu peux le faire !

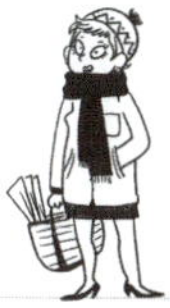

JEUDI

Petit déjeuner

- Thé ou café
- 40 g de pain
- 5 g de beurre
- 1 yaourt nature

Jus d'orange et mangue

Mixez 100 g de morceaux de mangue avec le jus d'une orange et le jus de ½ citron vert. Servez frais.

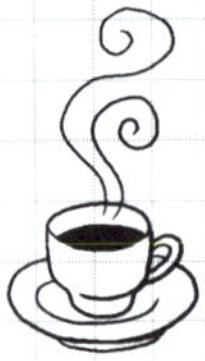
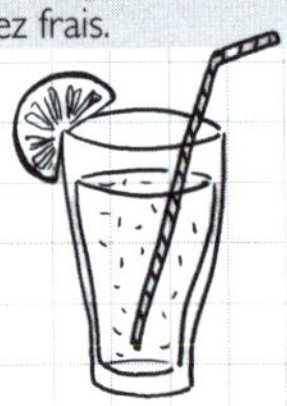

Déjeuner

- Salade verte assaisonnée sans huile

Parmentier de potimarron

Épluchez et coupez en dés 250 g de potimarron, 100 g de pommes de terre et ½ oignon. Placez les morceaux dans une cocotte, ajoutez un verre de bouillon de volaille et un verre de lait et laissez cuire 15 min avant de réduire en purée. Dans une poêle, faites revenir avec 1 c. à café d'huile d'olive, 100 g d'escalope de poulet en dés et 100 g de champignons émincés. Assaisonnez de piment d'Espelette et de gingembre. Préchauffez le four à 180 °C. Placez le mélange viande et champignons dans un ramequin, recouvrez de la purée de potimarron et de 15 g d'emmental râpé. Enfournez 15 min. Servez chaud.

- 1 pomme

Dîner

1 bol de soupe de légumes ou une assiette de crudités assaisonnées sans huile

- 1 steak haché (5 %) grillé

120 g de petits pois ou de lentilles corail ou de fèves cuits

- 5 g de beurre
- 1 yaourt nature

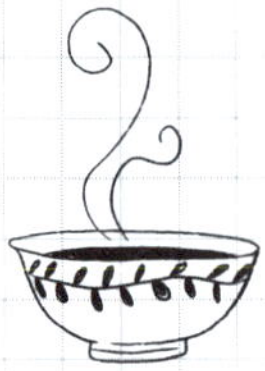

VENDREDI

Petit déjeuner

- Thé ou café
- 50 g de baguette aux céréales
- 20 g de comté
- 1 petit verre de jus de fruits

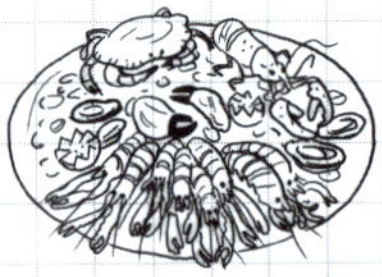

Déjeuner

- Salade verte assaisonnée sans huile
- Plateau de fruits de mer (crevettes, huîtres, langoustines, palourdes…)
- 50 g de pain
- 5 g de beurre ou de mayonnaise
- 1 poire conférence

Dîner

Soupe de légumes

- Carottes, poireaux, navets
- 20 g de crème fraîche (15 %)

- 50 g de pain de seigle
- 20 g de fourme d'Ambert
- 1 yaourt nature

SAMEDI

Petit déjeuner

- Thé ou café
- 40 g de pain complet
- 5 g de beurre
- 100 g de fromage blanc (20 %)

> Catherine a du ventre. La diététique ne permet pas de localiser une perte de poids. Elle peut éventuellement faire des exercices physiques spécifiques afin de changer localement sa silhouette.

Déjeuner

- Une petite assiette de betteraves assaisonnées sans huile
- 2 tranches de rôti de bœuf

Gratin dauphinois

Cf. p. 29.

- 2 clémentines

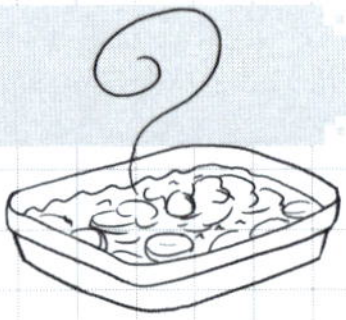

Dîner

Soupe de légumes

- Poireaux, courgettes, oignons
- 20 g de crème fraîche (15 %)

Salade du chef

- 100 g de carottes râpées
- 100 g de lentilles vertes cuites
- 5 g d'huile pour la vinaigrette
- 1 tranche de jambon blanc
- 1 yaourt nature

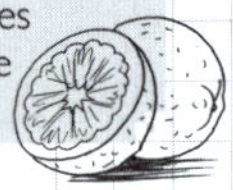

DIMANCHE

Petit déjeuner **Déjeuner** **Dîner**

Je reprends la journée de la semaine que j'ai la plus appréciée. Je choisis de refaire la journée de :

Bilan de la semaine

Poids lundi :

Poids dimanche :

Notez ici vos commentaires, les difficultés rencontrées et vos écarts :

> Si vous désirez perdre encore du poids, renouvelez vos semaines de menus jusqu'à être satisfaite de votre silhouette. Si vous avez atteint votre objectif poids, rendez-vous p. 63 pour la dernière étape : la phase de stabilisation !

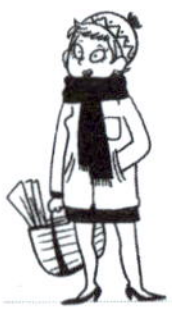

Régime 5 - Semaine 1

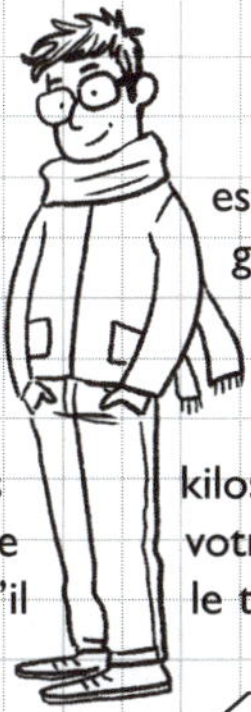

Vos réponses au QCM vous ont orientée vers le régime n° 5. Ce régime est hypocalorique mais sa richesse en protéines animales vous évitera d'avoir faim. Les nombreuses astuces vous aideront tout au long de votre perte de poids et vous permettront d'apprendre de façon ludique à gérer vos repas pris au restaurant. Vous rencontrerez au cours de votre régime Thomas, 40 ans, qui prend du poids depuis qu'il est entré dans la vie active car il n'arrive pas à gérer ses déjeuners professionnels. Le régime n° 5 ne s'adresse cependant pas uniquement aux hommes. Vous allez suivre les trois semaines de menus proposés pour perdre vos kilos en trop et les renouveler jusqu'à atteindre votre objectif poids. Avant de commencer, prenez le temps de compléter vos tableaux de menus.

LUNDI

Petit déjeuner

- Thé ou café
- 65 g de pain
- 10 g de beurre
- 1 yaourt nature
- 1 petit verre de jus de fruits

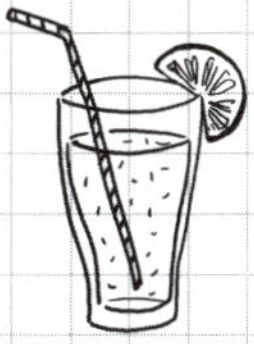

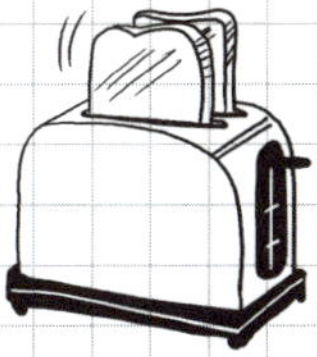

Déjeuner

1 steak haché à 5 % ou 80 g de darne de saumon grillé

150 g de pâtes, riz ou blé cuit

Légumes

- 1 c. à café d'huile
- 1 laitage nature

Dîner

Soupe mexicaine

Faites revenir avec 1 c. à café d'huile, 140 g de maïs frais ou en boîte (bien égoutté), ½ échalote hachée et 100 g de champignons. Ajoutez 300 ml de bouillon de légumes. Faites cuire 15 min. Mixez, ajoutez du piment doux fumé en poudre et servez chaud.

- 100 g d'escalope de dinde grillée
- 120 g de pâtes cuites
- 20 g d'emmental râpé
- 1 fruit

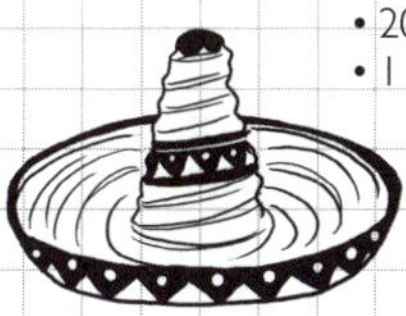

Pensez à cuire plus de pâtes, il vous en faudra pour le déjeuner de demain.

Une idée ? Faites revenir avec la c. à café d'huile, un mélange de légumes surgelés type ratatouille. Ajoutez le blé cuit dans un grand volume d'eau bouillante. En ajoutant un mélange d'épices type basquaises, vous obtenez une délicieuse poêlée « maison » à déguster !

Il ne faut pas bannir les féculents de votre alimentation au risque de vous affamer et de faire un effet rebond. Il est cependant intéressant de les peser afin de permettre la perte de poids.

MARDI

Petit déjeuner

- Thé ou café
- 65 g de pain complet
- 30 g de comté
- 1 fruit

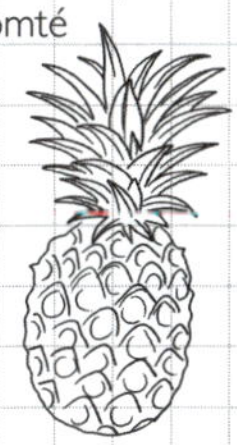

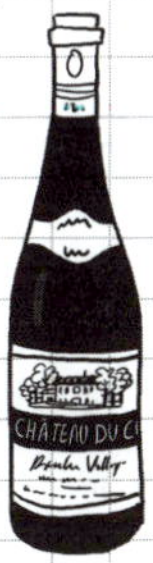

Déjeuner

Salade forestière

- Une poignée de champignons crus
- 200 g de pâtes cuites
- Sauce : 1 c. à café de mayonnaise + du jus de citron + poivre + persil
- 70 g de jambon cru ou de jambon de poulet

- 1 banane

Dîner

Viande ou poisson grillé (80 g)

Légumes (ex : pois gourmands)

- 65 g de pain de campagne
- 30 g de gouda
- 1 pomme golden

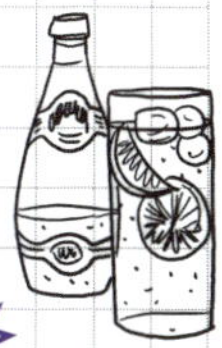

Thomas a l'habitude de boire du vin le soir. L'alcool risque de le ralentir dans sa perte de poids. Il serait judicieux de casser cette habitude, il aura ainsi bien plus de plaisir à partager une bonne bouteille avec des amis lorsque l'occasion se présentera.

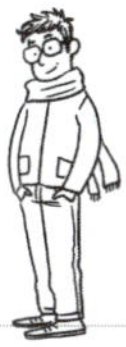

MERCREDI

Petit déjeuner

- Thé ou café
- 1 bol de lait
- 40 g de céréales natures
- 10 g d'oléagineux

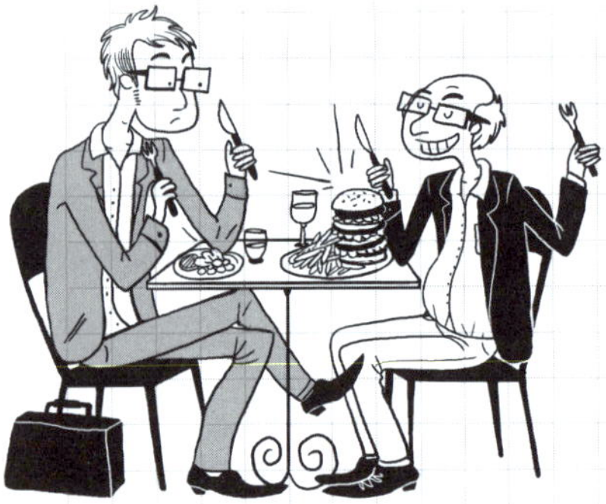

Déjeuner

- Grillade de poisson blanc (150 g)
- Duo de riz (150 g cuit) et légumes
- 10 g de beurre
- 1 laitage nature
- 2 kiwis

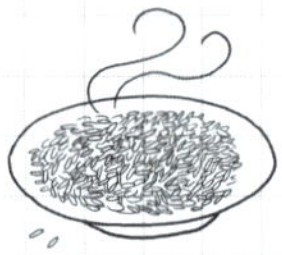

Thomas est invité par un client au restaurant. Il peut équilibrer son repas de plusieurs façons en le composant d'une protéine (viande ou poisson grillés) d'un légume et d'un féculent (en évitant les frites, trop grasses...). En dessert, il peut choisir une salade de fruits ou 2 boules de glace nature de temps en temps.

Dîner

- Salade verte assaisonnée sans huile

Spaghetti au magret

Faites revenir dans une cocotte avec 1 c. à café d'huile une carotte coupée en lamelles, une tomate en dés, de l'oignon et de l'échalote. Ajoutez 100 g de magret de canard coupé en tranches et laissez cuire à feu doux. Poivrez. Faites cuire 65 g de spaghetti dans un grand volume d'eau bouillante. Servez les spaghetti recouverts de la préparation et de parmesan (15 g).

- ¼ d'ananas

Vinaigrette sans huile : ½ c. à soupe de moutarde + poivre + 2 c. à soupe de vinaigre + 2 c. à soupe de lait + jus de citron

JEUDI

Petit déjeuner

- Thé ou café
- 65 g de pain de seigle
- 10 g de beurre
- 1 yaourt nature
- 2 kiwis

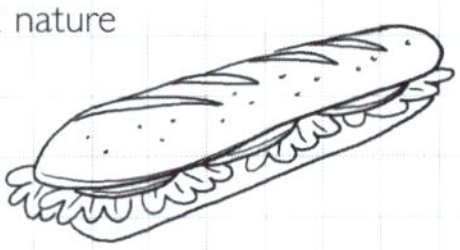

Déjeuner

Sandwich

- 90 g de baguette
- Quelques feuilles de salade
- 30 g de fromage de brebis
- 40 g de jambon de Bayonne ou jambon de poulet

- 2 clémentines

Une idée ? Faites une purée de carottes avec les pommes de terre, des carottes, le beurre et du persil

Dîner

Viande ou poisson grillé (80 g)

Légumes

3 c. à soupe de pâtes, riz ou 2 pommes de terre de taille moyenne

1 c. à café d'huile ou 5 g de beurre

- 1 pomme granny-smith

VENDREDI

Petit déjeuner

- Thé ou café
- 80 g de baguette aux céréales
- 10 g de beurre
- 100 g de fromage blanc (20 %)

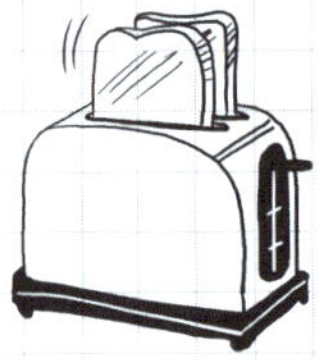

Déjeuner

Une petite assiette de crudités assaisonnées sans huile

Viande ou poisson grillé (80 g)

3 c. à soupe de pâtes, riz ou 2 pommes de terre de taille moyenne

- 20 g d'emmental râpé
- 1 orange

Dîner

- Salade verte
- Vinaigrette sans huile

Crevettes à la crème

Faites revenir 1 oignon émincé avec 1 c. à café d'huile. Ajoutez 100 g de crevettes roses décortiquées, 30 g de crème fraîche (15 %) et une pointe de pâte de curry ou du curry en poudre. Laissez cuire quelques minutes. Faites cuire 120 g de pâtes fraîches. Servez les crevettes à la crème sur un lit de pâtes fraîches, décorées de persil ciselé.

- ½ pamplemousse

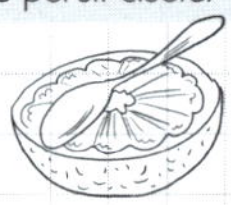

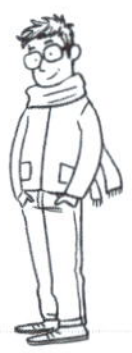

SAMEDI

Petit déjeuner

- Thé ou café
- 50 g de pain complet
- 10 g de beurre
- 1 yaourt nature

Cocktail vitaminé

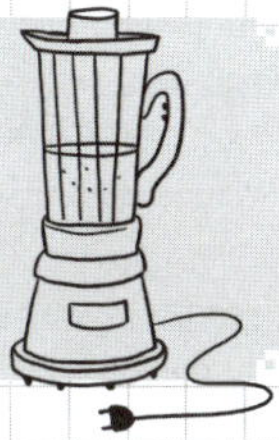

Passez à la centrifugeuse 2 petites carottes, ½ pomme golden et le jus de ¼ de citron. Servez frais.

Déjeuner

- Une petite assiette de betteraves
- 100 g de bifteck ou de rumsteck grillé

Gratin dauphinois

Épluchez et coupez en fines rondelles 250 g de pommes de terre. Dans un plat à four gratté à l'ail, placez une première couche de pommes de terre, puis une couche d'emmental râpé (20 g au total) et ainsi de suite. Poivrez. Mélangez 50 ml de lait et 30 g de crème fraîche à 15% puis versez sur les pommes de terre. Mettez au four pour 1 heure à 180 °C.

- 150 g de salade de fruits (pomme, ananas, mangue)

Dîner

100 g de viande blanche ou 120 g de jambon blanc

Légumes

- 50 g de pain
- 20 g de camembert
- 1 orange.

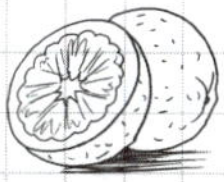

Les légumes peuvent être consommés sous forme de soupe.

DIMANCHE

Petit déjeuner **Déjeuner** **Dîner**

Je reprends la journée de la semaine que j'ai la plus appréciée.

Je choisis de refaire la journée de :

Bilan de la semaine

Poids lundi :

Poids dimanche :

Si vous êtes un homme et que vous pratiquez une activité physique intensive, n'hésitez pas à ajouter 30 g de pain à chacun des repas tout au long de votre programme.

Notez ici vos commentaires, les difficultés rencontrées et vos écarts :

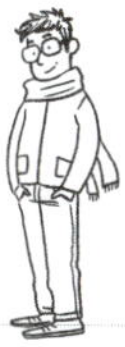

Régime 5 - Semaine 2

LUNDI

Petit déjeuner

- Thé ou café
- 65 g de pain
- 10 g de beurre
- 1 laitage nature
- 1 petit verre de jus de fruits

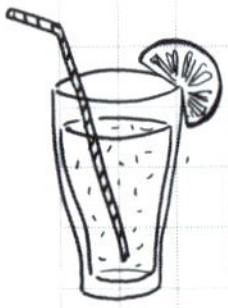

> **Attention aux nectars, ils sont très sucrés. Préférez les jus de fruits 100 % pur jus ou les jus faits maison.**

Déjeuner

Salade savoyarde

- Salade verte
- 200 g de pommes de terre cuites sans matière grasse
- 30 g de reblochon
- 1 c. à café d'huile pour la vinaigrette
- 2 tranches de jambon blanc

- 1 pomme

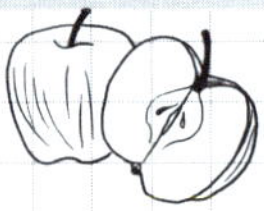

Dîner

Soupe de légumes

- Carottes, poireaux, courgettes
- 20 g de crème fraîche (15 %)

Viande ou poisson grillé (80 g)

150 g de pâtes, riz, blé ou quinoa cuits

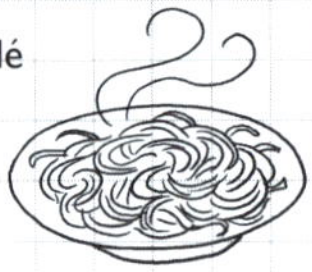

- 5 g de beurre
- 2 kiwis

MARDI

Petit déjeuner

- 1 bol de lait chocolaté (10 g de chocolat en poudre)
- 65 g de pain
- 10 g de beurre
- 20 g de confiture

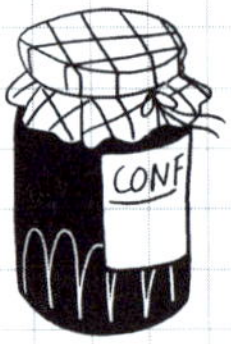

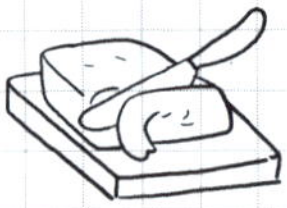

Déjeuner

Viande ou poisson grillé (80 g)

Duo de légumes et de céréales (150 g cuites)

- 5 g d'huile
- 1 laitage nature
- 1 orange

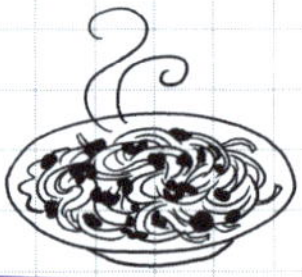

> **Une idée ? Dégustez des spaghetti bolognaise en associant les pâtes, la viande hachée et une sauce tomate aux oignons revenus avec la c. à café d'huile.**

Dîner

- Mâche assaisonnée sans huile

Parmentier de canard

Réchauffez 1 cuisse de canard confite au bain-marie pour extraire la graisse. Découpez finement la cuisse. Gardez 1 c. à café de graisse pour faire revenir 1 oignon et 1 échalote émincés. Ajoutez les morceaux de canard et faites saisir à feu vif 5 min. Faites cuire 250 g de pommes de terre bintje dans un grand volume d'eau, puis faites une purée avec les pommes de terre, 100 ml de lait, 30 g de crème fraîche (15 %), du poivre et de la muscade. Dans un plat à four, étalez le mélange de canard et recouvrez de la purée. Faites cuire à 210 °C pendant 20 min.

- 1 pomme

MERCREDI

Petit déjeuner

- Thé ou café
- 65 g de baguette
- 10 g de beurre
- 1 yaourt nature
- 100 g de compote

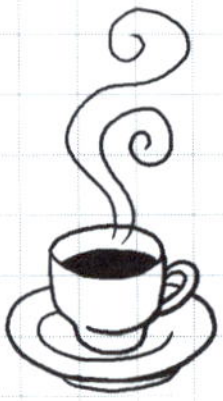

Déjeuner

Une petite assiette de crudités ou 1 bol de soupe

Gratin de pommes de terre

Coupez 250 g de pommes de terre en fines rondelles et 1 oignon en morceaux. Alternez dans un plat à micro-ondes, des couches de pommes de terre et d'oignons. Mélanger 1 œuf, 20 g d'emmental râpé et 40 g de crème fraîche (15 %). Versez le mélange dans le plat et faites cuire 20 min à 850 W.

- 1 poire

Dîner

- 150 g de poisson blanc grillé

Légumes à la crème (ex : champignons, épinards surgelés) avec 30 g de crème fraîche (15 %)

- 50 g de pain complet
- 20 g de Saint-Nectaire
- 1 fruit

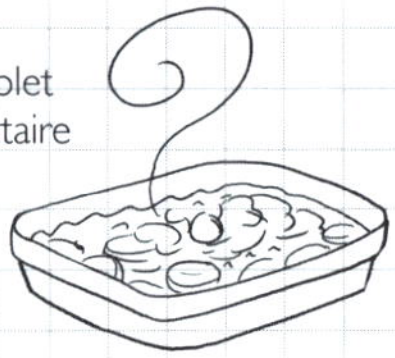

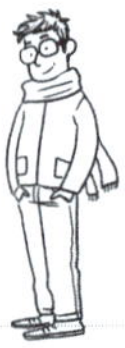

JEUDI

Petit déjeuner

- Thé ou café
- 65 g de pain
- 30 g de fromage

> **Une idée ? Faites un risotto de champignons en associant le riz, les légumes et la c. à soupe d'huile.**

Déjeuner

Viande ou poisson grillé (80 g)

Légumes

100 g de pain ou 200 g de céréales cuites

- 1 c. à soupe d'huile
- ¼ d'ananas

Dîner

Chili con carne

Faites revenir 80 g de viande hachée à 5 % avec 1 c. à café d'huile, de l'ail, des oignons émincés et 50 g de poivrons en morceaux. Ajoutez 100 g de sauce tomates cuisinée du commerce et 150 g de haricots rouges appertisés. Laissez mijoter quelques minutes. Servez chaud avec 3 c. à soupe de riz cuit.

- 100 g de mangue

VENDREDI

Petit déjeuner

- 1 bol de lait
- 40 g de céréales nature
- 10 g d'oléagineux

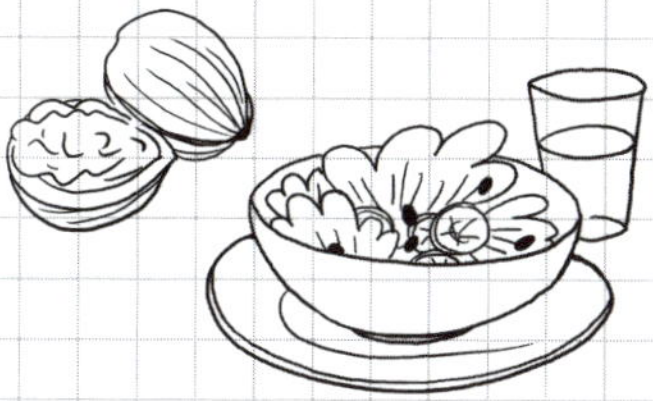

Déjeuner

- Une petite assiette d'endives assaisonnées sans huile
- 70 g de jambon cru ou de poulet
- 3 c. à soupe de pâtes
- 20 g de fromage râpé
- 2 kiwis

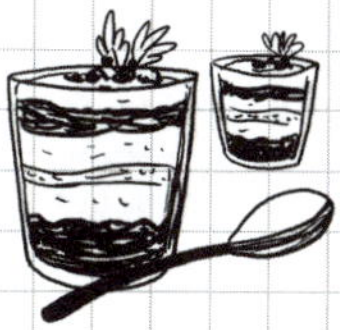

Dîner

Velouté de légumes

- Carottes, poireaux, oignons
- 20 g de crème fraîche (15 %)

- 80 g de pain
- 30 g de fromage

Verrine de fromage blanc

Placez au fond de la verrine, 2 c. à soupe de compote de pomme/poire à la cannelle. Recouvrez avec 100 g de fromage blanc à 20 % mélangé à 100 g de poire coupée en dés. Servez frais.

SAMEDI

Petit déjeuner

- Thé ou café
- 1 croissant
- 1 yaourt nature
- 2 kiwis

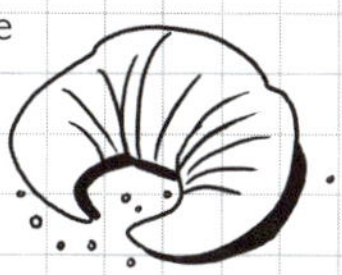

Déjeuner

Viande ou poisson blanc (100 g)

Duo de légumes et céréales (150 g cuites)

- 10 g de beurre
- 1 yaourt nature sucré avec 1 c. à café de miel

Dîner

- Salade verte assaisonnée sans huile

Pizza régina

voir p. 17

- Salade d'orange et d'orange sanguine

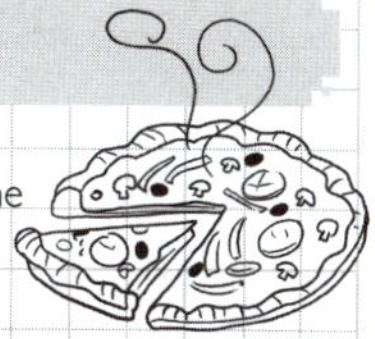

DIMANCHE

Petit déjeuner

Déjeuner

Je reprends la journée de la semaine que j'ai la plus appréciée.

Je choisis de refaire la journée de :

> **Le week-end est souvent une période propice aux tentations. Modérez vos écarts afin de ne pas anéantir les efforts de la semaine.**

Bilan de la semaine

Poids lundi :

Poids dimanche :

Notez ici vos commentaires, les difficultés rencontrées et vos écarts :

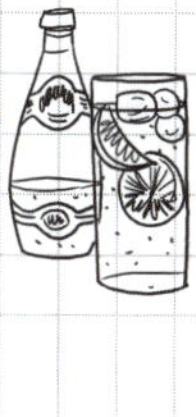

> **Pour ne pas charger votre ration en calories et ralentir votre perte de poids, privilégiez les boissons light ou l'eau gazeuse avec rondelles de citron pour vos apéritifs.**

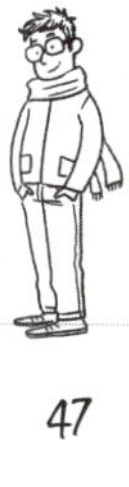

Régime 5 - Semaine 3

LUNDI

Petit déjeuner

- Thé ou café
- 65 g de pain aux céréales
- 10 g de beurre
- 1 yaourt nature
- 1 petit verre de jus de fruits

Une idée ? Une poêlée de légumes surgelés. Pensez à lire l'étiquetage pour vous assurer qu'il n'y a que des légumes !

Déjeuner

Viande ou poisson grillé (100 g)

Légumes

- 65 g de pain complet
- 30 g de Coulommiers
- 1 pomme rouge

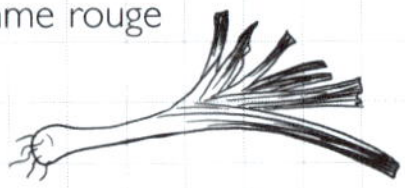

Dîner

Velouté de poireaux

Émincez 100 g de poireaux et ½ oignon. Faites fondre les légumes dans 5 g de beurre et laissez étuver 5 min. Ajoutez 50g de pommes de terre en morceaux et assaisonnez : poivre et noix de muscade. Ajoutez un petit verre de lait et 1 bol d'eau. Laissez cuire à feu doux 20min. Mixez et servez chaud.

- 70 g de viande des grisons
- 150 g de pâtes cuites
- 15 g de comté râpé
- 2 clémentines

MARDI

Petit déjeuner

- Thé ou café
- 65 g de pain
- 30 g de fromage
- 1 orange pressée

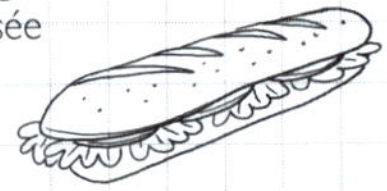

Déjeuner

- Crudités à la croque

Sandwich

- 80 g de pain Ciabatta
- 10 g de beurre
- 80 g jambon blanc

- 2 clémentines

Dîner

- Salade verte assaisonnée sans huile
- 100 g de bifteck grillé
- 150 g de frites au four
- ½ pamplemousse

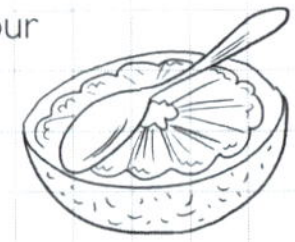

MERCREDI

Petit déjeuner

- 1 bol de lait
- 10 g de chocolat en poudre
- 65 g de pain
- 10 g de beurre

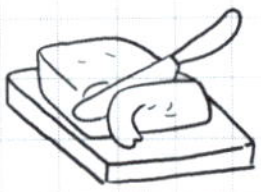

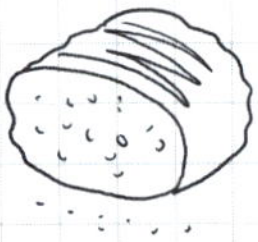

Déjeuner

Salade arlequin

- 100 g de carottes râpées
- 100 g de betteraves crues râpées
- 100 g maïs
- 1 c. à café d'huile
- 2 tranches de jambon blanc

- 100 g de mangue

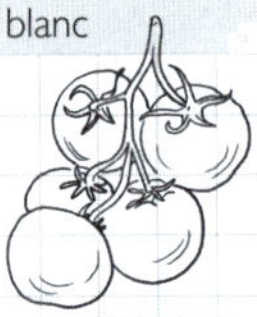

Dîner

- Endives assaisonnées sans huile

Saint-Jacques à la créole

Faites revenir avec 1 c. à café d'huile des oignons émincés. Ajoutez 150 g de tomates en dés, de l'ail, du thym, du laurier, les zestes de ½ citron vert et laissez mijoter 10 min. Ajoutez 30 g de crème fraîche (15%), 5 noix de saint-jacques et le jus de ½ citron vert. Laissez cuire 10min à feu doux. Servez chaud avec 150 g de riz cuit.

- 2 kiwis

JEUDI

Petit déjeuner

Je choisis un petit déjeuner de la semaine

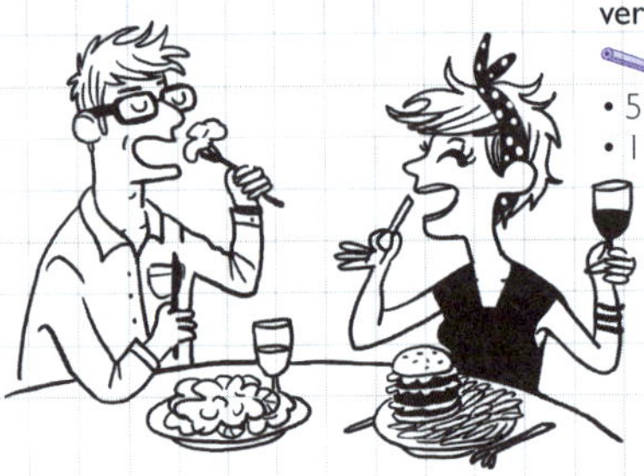

Déjeuner

- 80 g de saumon grillé

Duo de riz (120 g cuits) et légumes verts

- 5 g de beurre
- 1 pomme Fuji

Dîner

Soupe de légumes

Légumes variés + 20 g de crème fraîche (15 %)

Viande ou poisson grillé (100 g)

150 g de riz, pâtes ou quinoa cuit

- 5 g de beurre
- 1 faisselle sucrée au miel
- 1 fruit

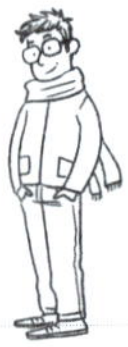

VENDREDI

Petit déjeuner

- 1 bol de lait
- 40 g de céréales nature
- 10 g d'oléagineux
- 1 yaourt nature

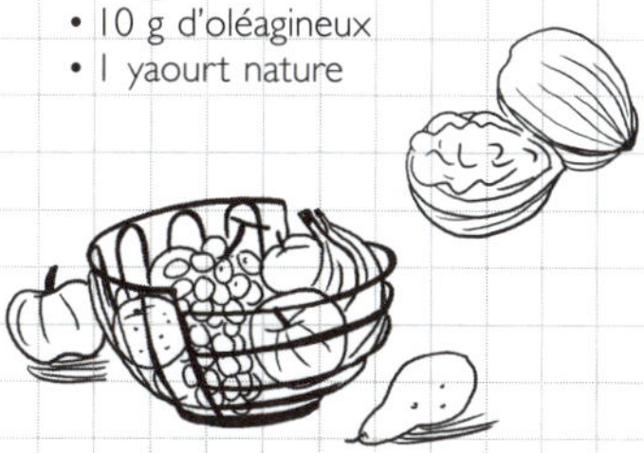

Déjeuner

Viande ou poisson grillé (80 g)

Crudités ou légumes (ex : chou rouge)

- 1 c. à café d'huile

150 g de riz, pâtes ou quinoa cuit

- 1 fruit (ex : 100 g de papaye)

Dîner

Soupe de légumes
- Oignons, carottes, branches de céleri
- 15 g d'emmental râpé

Omelette à la ciboulette
- 2 œufs
- 1 petit verre de lait
- 1 c. à café de crème fraîche (15 %)
- Poivre, ciboulette

- 65 g de pain de campagne
- ½ pamplemousse

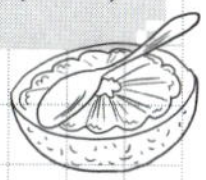

SAMEDI

Petit déjeuner

- Thé ou café
- 65 g de pain aux graines de pavot
- 10 g de beurre
- 1 laitage nature
- 100 g de compote de fruits

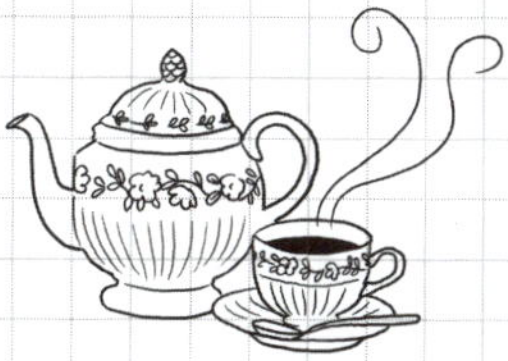

Déjeuner

- Cœurs d'artichaut sans huile

Boeuf bourguignon

Faites roussir 150 g de viande de bœuf à bourguignon (paleron ou gîte) avec 5 g de beurre dans une cocotte. Ajoutez 1 oignon, 100 g de carottes en rondelles et 1 c. à café de farine. Mélangez et laissez dorer. Mouillez de vin rouge à hauteur et poivrez. Ajoutez de l'ail et un bouquet garni. Fermez la cocotte et laissez cuire 30 min après rotation de la soupape. Servez chaud.

- 200 g de pommes de terre
- 1 fruit

Dîner

Viande ou poisson grillé (80 g)

Légumes

- 50 g de pain complet
- 30 g de fromage Pyrénées
- 1 poire conférence

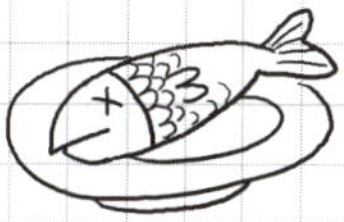

DIMANCHE

Petit déjeuner **Déjeuner** **Dîner**

Je reprends la journée de la semaine que j'ai la plus appréciée.

Je choisis de refaire la journée de :

Poids lundi :

Poids dimanche :

Bilan de la semaine

Notez ici vos commentaires, les difficultés rencontrées et vos écarts :

Si vous désirez perdre encore du poids, renouvelez vos semaines de menus jusqu'à être satisfaite de votre silhouette. Si vous avez atteint votre objectif poids, rendez-vous p. 67 pour la dernière étape : la phase de stabilisation !

Les charcuteries sont des aliments gras, elles sont donc à consommer avec modération. Mais certains produits sont moins riches et s'intègrent donc facilement dans l'alimentation de tous les jours. C'est le cas de la viande des grisons, du jambon de Bayonne et du jambon cru.

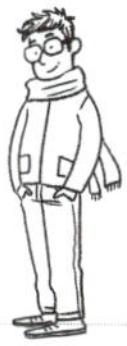

Ma stabilisation

Vous avez atteint votre objectif, félicitations ! Il s'agit maintenant de ne pas reprendre de poids. Pour éviter l'effet yo-yo, il faut sortir de la phase hypocalorique du régime et amener, petit à petit, vos apports alimentaires vers vos besoins nutritionnels. C'est la période de stabilisation.
Vous ne mangerez pas encore de façon équilibrée en phase de stabilisation mais c'est la dernière étape avant votre équilibre alimentaire.
La stabilisation n'est pas une phase difficile, il faut juste rester motivée et suivre ses menus. Les aliments ne changent pas (certains font leur apparition), certaines quantités changent, d'autres associations d'aliments sont possibles…
Complétez vos menus de stabilisation et laissez-vous guider ! Vous allez même continuer de perdre un peu de poids si vous ne faites aucun écart ni aucune modification à vos menus. De petits écarts ne vous feront pas prendre de poids mais empêcheront la perte. Trop d'écarts et c'est le rebond, la reprise de poids.

Pour réussir votre stabilisation, suivez les deux semaines de programme de stabilisation qui correspondent à votre régime et vous les renouvellerez autant de fois que vous avez répété vos semaines de régime.

En stabilisation, il est indispensable de tout manger afin d'augmenter les apports nutritionnels. Prenez donc le temps de manger pour finir votre assiette.

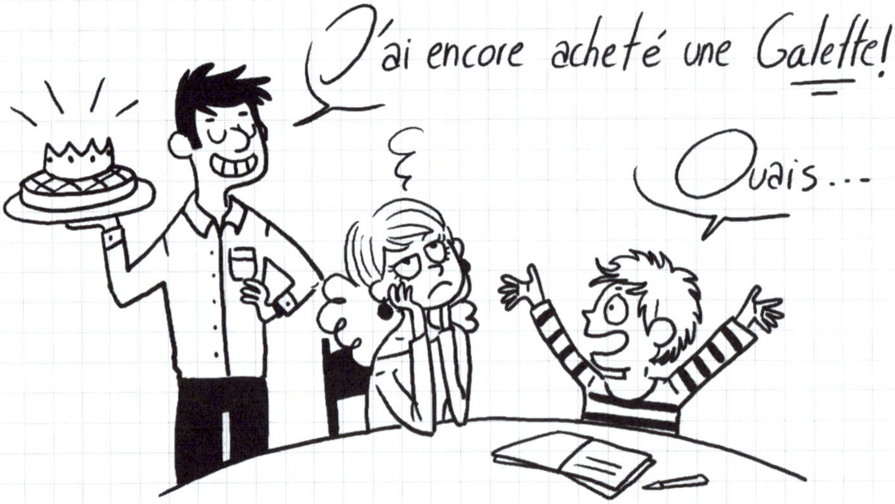

Régime 1 - Stabilisation 1

LUNDI

Petit déjeuner

- 250 ml de lait
- 1 c. à café de chocolat en poudre
- 65 g de pain
- 10 g de beurre

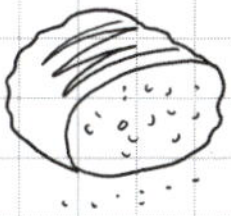

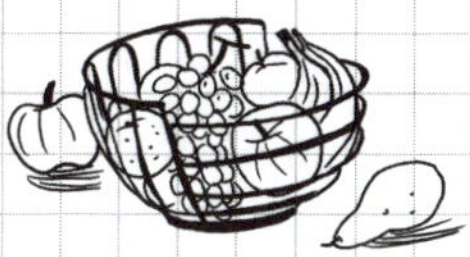

Déjeuner

Crudités

- 1 c. à soupe d'huile
- 2 tranches de jambon blanc ou 1 petite boîte de thon au naturel
- 100 g de pain ou 200 g de pâtes ou de riz cuits
- 1 yaourt
- 1 fruit

Dîner

Soupe de courgettes
- 250 g de courgettes
- 1 kiri® ou 1 vache qui rit®

Omelette persillée
- 2 œufs
- ½ verre de lait
- 20 g de crème fraîche à 15 %
- Persil

- 80 g de pain
- 1 fruit

MARDI

Petit déjeuner

- Thé ou café
- 65 g de pain
- 10 g de beurre
- 1 yaourt nature
- 1 fruit ou un petit verre de jus de fruits

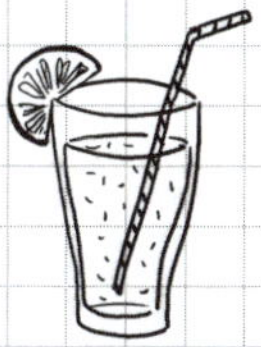

Vous pouvez utiliser des jus de fruits du commerce. Comparez les étiquetages et prenez celui qui affiche le moins de glucides (sucres) aux 100 g.

Déjeuner

- 100 g de saumon grillé
- Duo de haricots verts (100 g) et maïs (140 g)
- 5 g de beurre
- 1 yaourt nature
- 1 banane

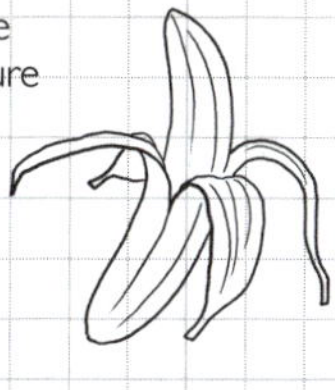

Dîner

Viande ou poisson grillé (80 g)

Légumes

- 10 g de beurre
- 200 g de légumes secs (pois chiches, petits pois, lentilles, haricots rouges, flageolets…) cuits
- 1 yaourt
- 1 fruit

MERCREDI

Petit déjeuner

- Thé ou café
- 65 g de pain
- 30 g de fromage
- 1 banane

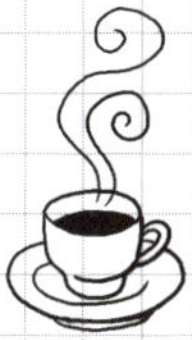

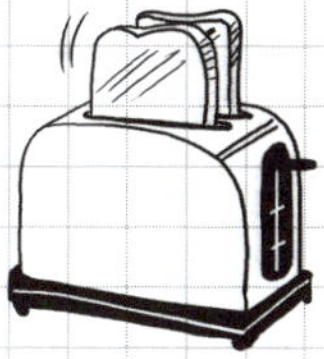

Déjeuner

Viande ou poisson grillé (80 g)

Légumes

- 5 g d'huile
- 100 g de pain
- 30 g de roquefort
- 1 fruit

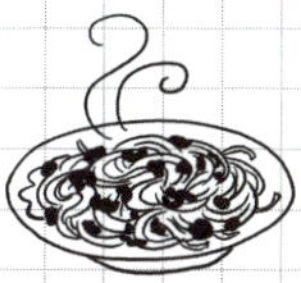

Dîner

- Salade verte assaisonnée sans huile

Spaghetti à la bolognaise

Faites cuire 65 g de spaghetti (200 g cuits). Dans une casserole, faites revenir dans 1 c. à soupe d'huile, 1 oignon émincé et 100 g de viande hachée à 5 %. Mixez 100 g de tomates pelées en boîte et ajoutez-les au mélange viande et oignon. Assaisonnez de poivre et d'herbes aromatiques. Laissez mijoter 10 min. Servez les pâtes recouvertes de sauce bolognaise et de 15 g d'emmental râpé ou de parmesan.

- 1 fruit

JEUDI

Petit déjeuner

- Thé ou café
- 65 g de pain
- 10 g de beurre
- 1 fruit ou un petit verre de jus de fruits

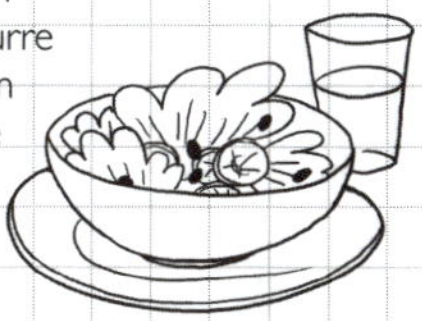

Déjeuner

Salade italienne

Salade verte + tomates + 200 g de pâtes cuites + 30 g de mozzarella ou autre fromage + 1 c. à café d'huile olive pour la vinaigrette

- 1 yaourt nature
- 1 fruit

Dîner

Viande ou poisson grillé (80 g)

Légumes

- 200 g de céréales cuites
- 5 g de beurre
- 1 laitage au choix sucré avec 1 c. à café de miel ou de confiture

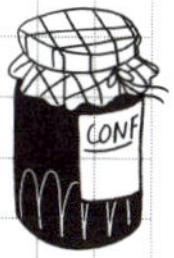

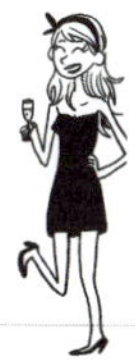

VENDREDI

Petit déjeuner

- 250 ml de lait
- 1 c. à café de chocolat en poudre
- 65 g de pain
- 10 g de beurre
- 1 fruit ou un petit verre de jus de fruits

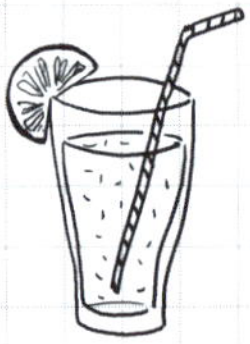

Déjeuner

- 80 g de jambon blanc

Légumes

- 1 c. à soupe d'huile

180 g de lentilles cuites ou 120 g de maïs

- 1 laitage
- 2 kiwis

Dîner

Soupe de pois cassés

Rincez 65 g de pois cassés, puis plongez-les dans ½ litre d'eau bouillante additionnée de ½ cube de bouillon de volaille. Ajoutez ½ oignon et une petite pomme de terre. Laissez cuire 30 min, puis mixez. Ajoutez 50 g de lardons grillés et servez chaud.

- 40 g de pain
- 20 g de fromage
- 1 fruit

SAMEDI

Petit déjeuner

- Thé ou café
- 1 croissant
- 1 yaourt
- 1 fruit ou un petit verre de jus de fruits

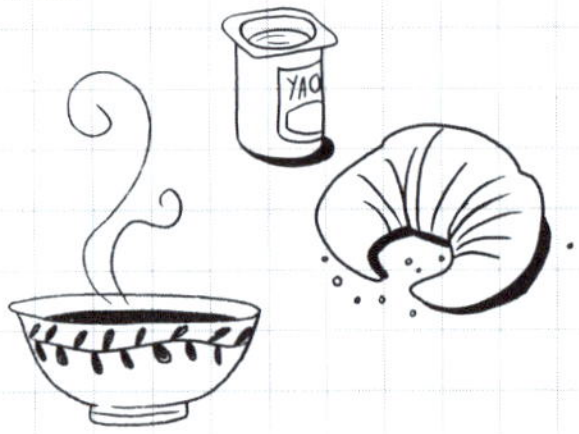

Déjeuner

- Viande ou poisson grillé (80 g)

Gratin d'hiver

Faites cuire 150 g de poireaux et 250 g de pommes de terre à la vapeur, puis disposez dans un plat à gratin. Recouvrez d'un mélange de 50 g de crème fraîche (15 %), 20 g d'emmental, de muscade et de poivre. Faites gratiner 15 min au four.

- 1 fruit

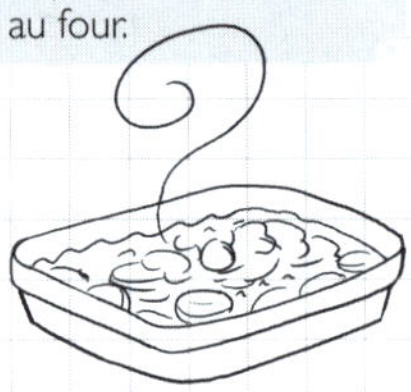

Dîner

Soupe de légumes

Placez dans une casserole 100 g de carottes et 100 g de potiron en dés avec ½ oignon émincé. Mouillez avec 200 ml de bouillon de volaille + 200 ml de lait et laissez cuire 15 min. Mixez et décorez de persil ciselé.

- Duo de chou blanc et chou rouge en vinaigrette
- 1 c. à café d'huile

2 œufs durs ou 70 g de jambon cru

- 80 g de pain
- 1 fruit

DIMANCHE

Petit déjeuner

Déjeuner

Dîner

Je reprends la journée de la semaine que j'ai la plus appréciée.

Je choisis de refaire la journée de :

Poids lundi :

Poids dimanche :

Notez ici vos commentaires, les difficultés rencontrées et vos écarts :

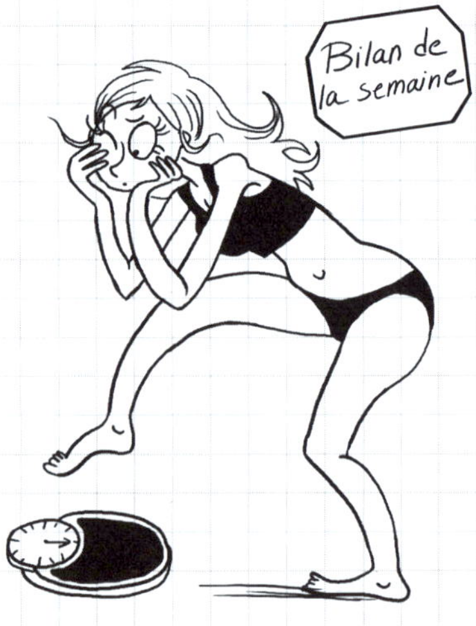

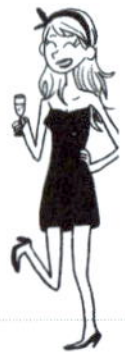

Régime 1 - Stabilisation 2

LUNDI

Petit déjeuner

- Thé ou café
- 65 g de pain
- 10 g de beurre
- 1 fruit ou un petit verre de jus de fruits

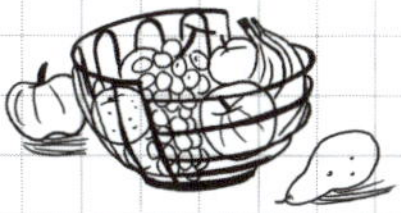

Déjeuner

Salade tropicale
- 150 g de cœurs de palmier
- 50 g d'avocat
- 140 g de maïs
- Sauce : 1 c. à café de mayonnaise + 1 c. à café de ketchup + poivre + eau
- 6 bâtonnets de surimi

- 1 fruit

Dîner

Poisson à chair blanche grillé ou crevettes (100 g)

200 g de riz cuit + des légumes au choix

- 10 g de beurre
- 1 yaourt nature
- 1 poire conférence

MARDI

Petit déjeuner

- 250 ml de lait
- 40 g de céréales nature (sans fruits, sans chocolat, sans miel…)
- 20 g d'oléagineux (noix, noisettes, amandes, cajou…)
- 1 fruit ou un petit verre de jus de fruits

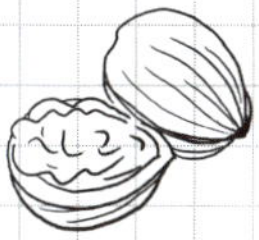

Déjeuner

Crudités assaisonnées avec 1 c. à soupe d'huile

Viande ou poisson grillé (80 g)

200 g de riz, de pâtes, de blé ou de quinoa cuits

- 1 yaourt
- 1 fruit

Dîner

Soupe de légumes
- Légumes variés
- 2 portions de fromage type vache qui rit®

Poisson ou jambon blanc (80 g)

- 250 g de pommes de terre
- 10 g de beurre
- 1 fruit

MERCREDI

Petit déjeuner

Je choisis un des petits déjeuners de la semaine.

Les pâtes ou le riz se cuisent 10 min dans un grand volume d'eau bouillante… ça tombe bien, des légumes surgelés aussi ! N'hésitez pas à mélanger dans la même casserole vos céréales et des légumes surgelés variés, tout cuira en même temps ! Vous assaisonnerez à votre guise en fin de cuisson avec des mélanges d'épices du commerce.

Déjeuner

Soupe de légumes
- Carottes, poireaux, navets

Sandwich
- 100 g de pain
- 10 g de beurre
- 2 tranches de jambon blanc

- 1 fruit

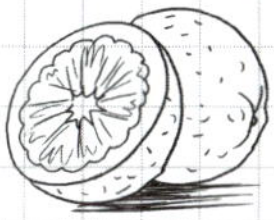

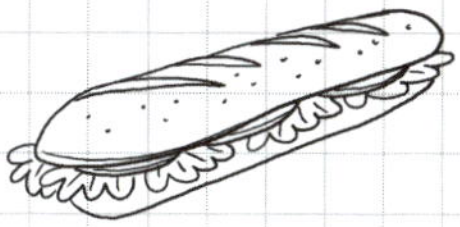

Dîner

Viande ou poisson grillé (80 g)

Légumes

- 1 c. à café d'huile
- 65 g de pain
- 30 g de fromage

Pomme au four

Évidez 1 pomme (type canada) et remplissez-la de gelée de fruits rouges. Beurrez légèrement la surface de la pomme, puis saupoudrez de sucre cristallisé. Placez-la dans un plat avec un peu d'eau au fond. Enfournez 30 min à four chaud.

JEUDI

Petit déjeuner

- 250 ml de lait
- 1 c. à café de chocolat en poudre
- 65 g de pain
- 10 g de beurre

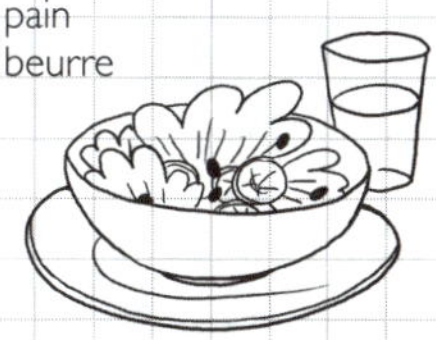

Déjeuner

Viande ou poisson grillé (80 g)

180 g de pâtes ou de riz cuits + des légumes variés

- 10 g de beurre
- 1 yaourt
- 1 golden

Dîner

- Salade verte assaisonnée sans huile
- 1 steak haché à 5 % grillé
- 200 g de frites au four
- 1 fruit

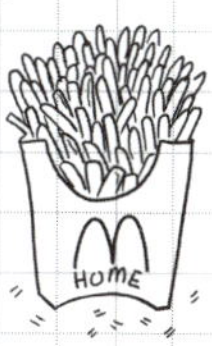

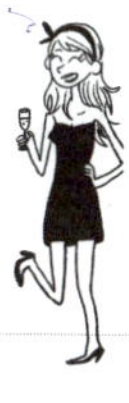

VENDREDI

Petit déjeuner

- 250 ml de lait
- 40 g de céréales nature
- 20 g d'oléagineux
- 1 fruit ou un petit verre de jus de fruits

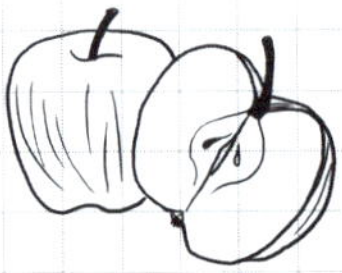

Déjeuner

Crudités sans huile

- 80 g de saumon au naturel ou fumé ou grillé

200 g de pommes de terre ou 80 g de pain

- 1 yaourt
- 1 fruit

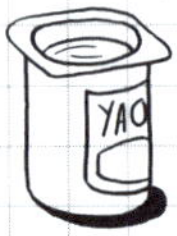

Dîner

Soupe mexicaine

Faites revenir avec 1 c. à café d'huile, 140 g de maïs frais ou en boîte (bien égoutté), ½ échalote hachée et 100 g de champignons. Ajoutez 300 ml de bouillon de légumes. Faites cuire 15 min. Mixez, ajoutez du piment doux fumé en poudre et servez chaud.

- 30 g de pain
- 20 g de fromage
- 1 yaourt
- 1 fruit

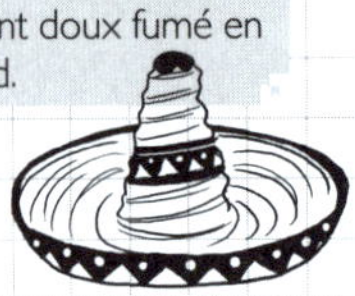

SAMEDI

Petit déjeuner

- Thé ou café
- 65 g de pain
- 10 g de beurre
- 1 yaourt

Jus de fruits

Récoltez le jus de ¼ d'ananas et de 1 orange à l'aide d'une centrifugeuse. Mixez ½ banane avec le jus d'ananas, le jus d'orange et le jus de ¼ de citron vert. Servez frais.

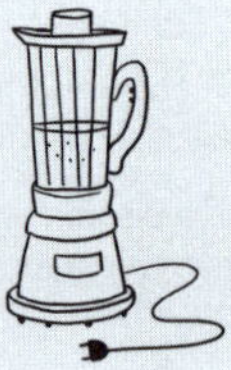

Déjeuner

Wok de poulet au miel

Préparez la sauce : mélangez 1 c. à soupe de miel liquide, du poivre, 1 c. à café de gingembre en poudre, 1 c. à café de sauce soja et du citron. Faites revenir avec 1 c. à soupe d'huile, 1 escalope de poulet coupée en dés, 1 carotte et ½ poivron coupé en très fines lamelles. Ajoutez la sauce, couvrez et poursuivez la cuisson à feu moyen, en mélangeant. Servez chaud avec 180 g de nouilles chinoises cuites.

- 1 yaourt
- 1 fruit

Dîner

Crudités ou soupe

- 1 c. à soupe d'huile

Viande ou poisson grillé (80 g)

180 g de pâtes ou de quinoa cuits

- 30 g de fromage râpé
- 1 fruit

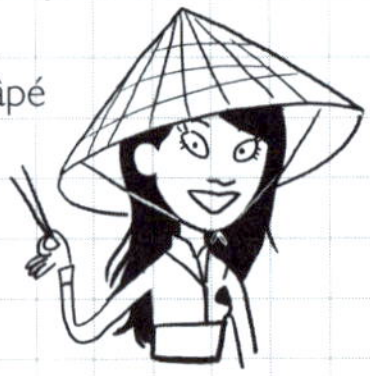

DIMANCHE

Petit déjeuner **Déjeuner** **Dîner**

Je reprends la journée de la semaine que j'ai la plus appréciée.

Je choisis de refaire la journée de :

Poids lundi :

Poids dimanche :

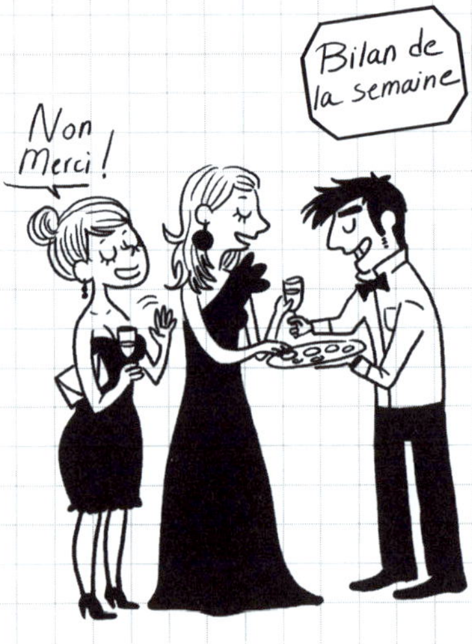

Notez ici vos commentaires, les difficultés rencontrées et vos écarts :

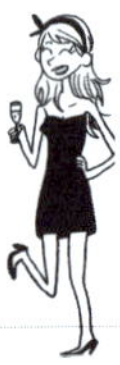

Régime 2 - Stabilisation 1

LUNDI

Petit déjeuner

- Thé ou café
- 65 g de pain
- 10 g de beurre
- 1 laitage nature
- 1 fruit

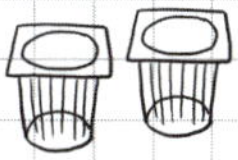

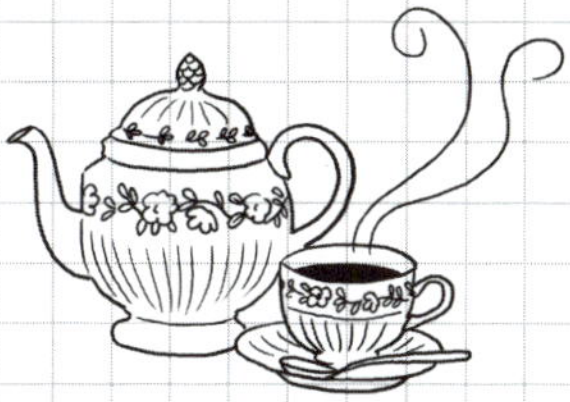

Déjeuner

80 g d'escalope de poulet, de dinde ou de veau à la crème (40 g de crème fraîche à 15 %, poivre et persil)

Légumes

- 60 g de pain
- 1 fruit

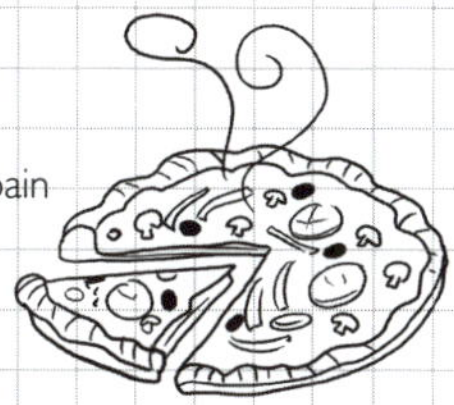

Dîner

- 1 assiette de roquette assaisonnée sans huile

Pizza maison

Préchauffez le four à 210 °C. Diluez une grosse c. à café de concentré de tomates avec de l'eau et des herbes aromatiques. Prenez 1/3 de pâte à pizza fine du commerce et badigeonnez-la avec le concentré de tomates dilué. Ajoutez 100 g de poivrons émincés, 50 g de jambon de Bayonne ou de poulet coupé en lamelles et 20 g de fromage de chèvre. Enfournez 15 min. Servez chaud.

- 1 coupelle de salade de fruits

MARDI

Petit déjeuner

- 250 ml de lait
- 1 c. à café de chocolat en poudre
- 65 g de pain
- 10 g de beurre

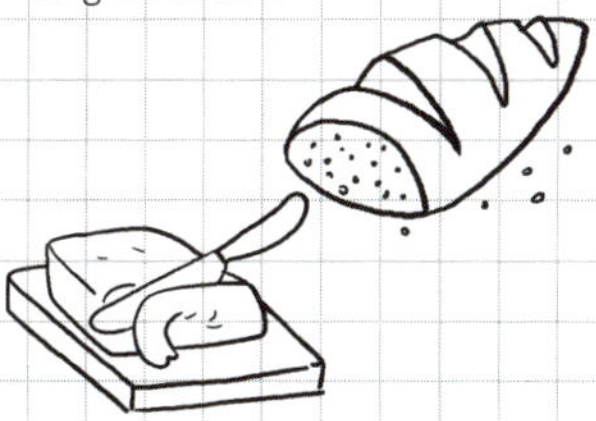

Déjeuner

Escalope de poulet au citron

Placez dans un plat à micro-ondes 1 escalope de poulet de 100 g. Recouvrez d'un mélange de 150 g de tomates concassées, 1 c. à café d'huile d'olive, du jus de citron et du persil. Couvrez le plat d'un film alimentaire percé. Faites cuire 10 min à 750 W.

- 150 g de riz cuit
- 1 laitage nature
- 2 clémentines

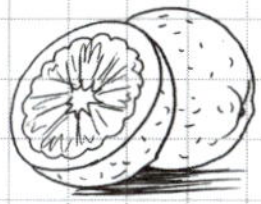

Dîner

1 bol de soupe de légumes ou 1 assiette de crudités assaisonnée sans huile

Viande (ex : joue de porc grillée) ou poisson grillé (80 g)

- 2 c. à soupe bombées de céréales
- 5 g de beurre
- 1 laitage nature
- 100 g de compote de fruits

MERCREDI

Petit déjeuner

- Thé ou café
- 65 g de pain de seigle
- 30 g de fromage
- 1 petit verre de jus de fruits

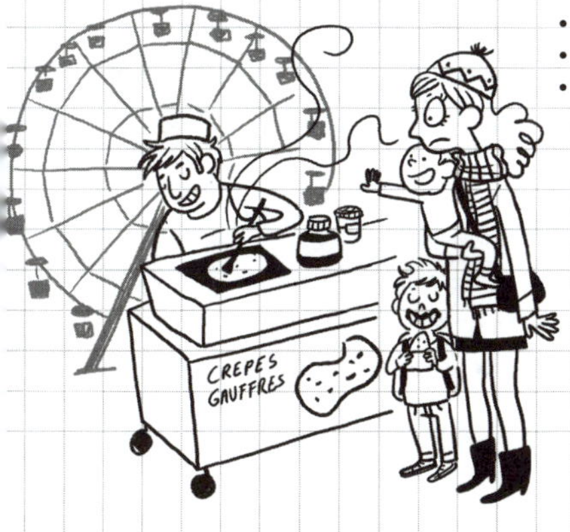

Déjeuner

Viande ou poisson grillé (80 g)

Légumes

- 60 g de pain
- 20 g de gouda fruité
- ½ pamplemousse

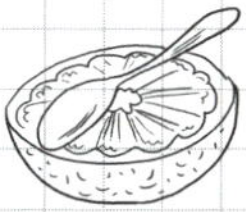

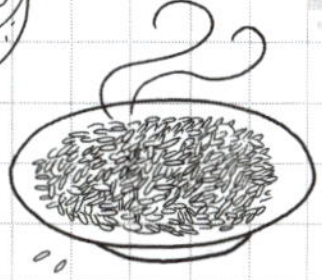

Dîner

Soupe de légumes

Carottes, poireaux, fenouil

Blanquette de saumon aux herbes

Faites réduire le fumet de poisson (100 ml) sur feu moyen, puis ajoutez 40 g de crème fraîche à 15 %. Faites saisir avec 1 c. à café d'huile 120 g de saumon coupé en gros cubes. Ajoutez le saumon, du jus de citron et un mélange de ciboulette et cerfeuil dans la sauce. Laissez mijoter à feu doux pendant 10 min. Servez chaud.

- 3 c. à soupe bombées de riz
- 1 fruit

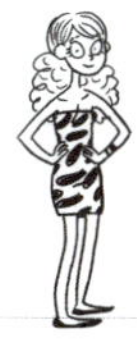

JEUDI

Petit déjeuner

Je choisis un petit déjeuner de la semaine

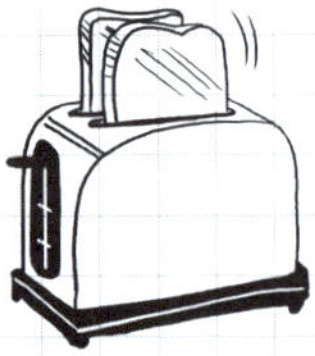

Déjeuner

- Cœurs d'artichauts en vinaigrette
- 1 c. à café d'huile pour la vinaigrette

Viande ou poisson grillé (80 g)

- 200 g de lentilles cuites
- 1 yaourt nature sucré avec 1 c. à café de miel

Dîner

Soupe de légumes

- 300 g de légumes variés
- 20 g de crème fraîche à 15 %

Omelette aux champignons

2 œufs + 50 ml de lait + 100 g de champignons + poivre, persil

- 70 g de pain aux céréales
- 1 poire

VENDREDI

Petit déjeuner

- Thé ou café
- 65 g de pain de campagne
- 10 g de beurre
- 1 c. à café de confiture
- 100 g de fromage blanc à 20 %

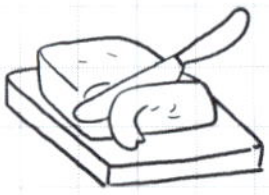

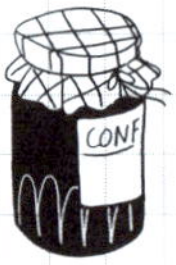

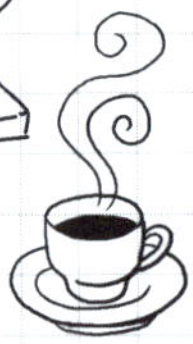

Déjeuner

Soupe de légumes

- 300 g de légumes variés
- 20 g de crème fraîche à 15 %

Salade du chef

- 1 petite endive coupée en rondelles
- 200 g de pommes de terre cuites
- 50 g de pomme coupée en dés
- 30 g de bleu d'Auvergne
- Vinaigrette : 1 c. à café d'huile de noix, 1 c. à café de vinaigre de vin, du poivre et 2 noix et noisettes concassées.
- 1 tranche de jambon blanc

- 1 mug de thé avec 1 c. à café de miel

Dîner

Viande ou poisson grillé (80 g)

Légumes

- 30 g de crème fraîche à 15 % ou 5 g de beurre
- 3 c. à soupe bombées de céréales
- ¼ d'ananas en tranches

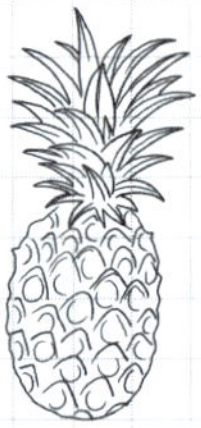

SAMEDI

Petit déjeuner

- 250 ml de lait
- 1 c. à café de chocolat en poudre
- 65 g de pain
- 10 g de beurre

Jus d'agrumes

Prélevez le jus de ½ orange, de ½ pamplemousse et de ¼ de citron vert. Mélangez les jus de fruits avec 125 ml d'eau et 1 c. à café rase de sucre. Servez décoré de menthe fraîche.

Déjeuner

Viande ou poisson grillé (80 g)

Légumes

- 1 c. à café d'huile
- 60 g de pain
- 20 g de fromage
- 1 banane

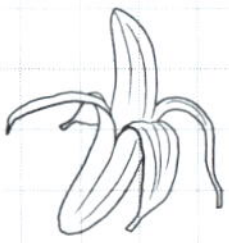

Dîner

- Salade verte légèrement assaisonnée
- 1 galette de sarrasin garnie avec 40 g de fromage
- 2 crêpes sucrées garnies avec 1 c. à café de sucre ou 1 c. à soupe de confiture ou de pâte à tartiner

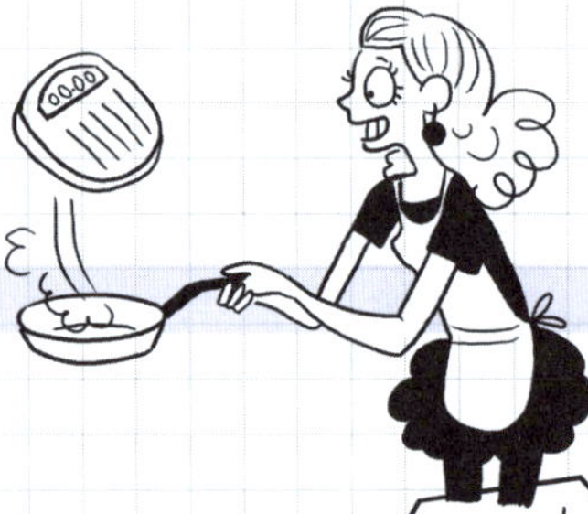

DIMANCHE

Petit déjeuner **Déjeuner**

Je reprends la journée de la semaine que j'ai la plus appréciée.

Je choisis de refaire la journée de :

Bilan de la semaine

Poids lundi :

Poids dimanche :

Notez ici vos commentaires, les difficultés rencontrées et vos écarts :

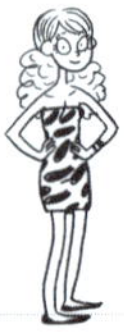

Régime 2 - Stabilisation 2

LUNDI

Petit déjeuner

- Thé ou café
- 65 g de pain
- 30 g de fromage
- 1 fruit

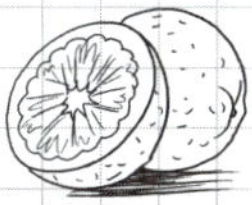

Une idée ? En guise de légumes, vous pouvez faire un coulis de tomates en faisant mijoter des oignons émincés avec la c. à café d'huile et des tomates concassées.

Déjeuner

Viande ou poisson grillé (80 g)

- Duo de légumes et de spaghetti (150 g cuits)

5 g d'huile ou 30 g de crème fraîche (15 %)

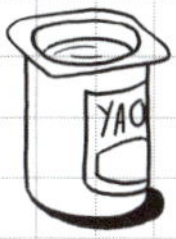

- 1 yaourt nature
- 1 petit verre de jus de fruits

Dîner

- Salade verte assaisonnée sans huile

Hamburger

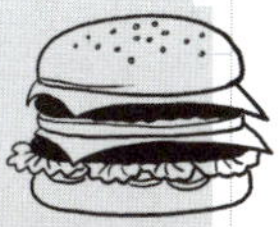

- 1 pain à hamburger du commerce de 50 g
- 1 steak haché à 5 %
- Oignons et tomates
- 1 tranche de fromage à hamburger
- 1 c. à café de ketchup

- 120 g de frites au four
- 1 fruit

MARDI

Petit déjeuner

Je choisis un petit déjeuner de la semaine

Une idée ? Vous pouvez déguster une brandade en mélangeant de la morue cuite au court-bouillon, puis émiettée avec les pommes de terre et le beurre réduit en purée.

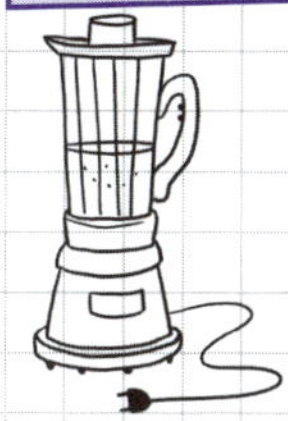

Déjeuner

- 2 tranches de jambon blanc
- Duo de lentilles vertes cuites ou fèves (150 g) et carottes (100 g)
- 5 g de beurre
- 1 laitage nature
- 1 petite banane

En associant un yaourt nature avec un fruit, vous obtenez un yaourt aux fruits bien plus intéressant au niveau nutritionnel (moins sucré, moins salé, pas de conservateurs ni colorants), meilleur au niveau gustatif et moins cher que dans le commerce. À bon entendeur…

Dîner

Soupe de légumes

- Carottes, navets, bouillon de volaille
- 30 g de crème fraîche (15 %)

Viande ou poisson grillée (80 g)

- 200 g de pommes de terre
- 5 g de beurre

Yaourt à la poire

Mixez un yaourt brassé nature et 150 g de poire bien mûre. Servez frais, saupoudré légèrement de noix de coco râpée.

MERCREDI

Petit déjeuner

- Thé ou café
- 65 g de pain
- 10 g de beurre
- 1 laitage nature au choix
- 1 petit verre de jus de fruits

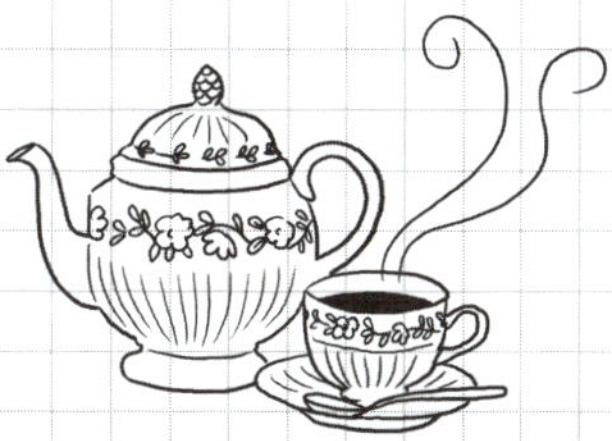

Déjeuner

Soupe de légumes

- 300 g de légumes variés
- 1 c. à café bombée de crème fraîche (15 %)

Viande ou poisson grillé (80 g)

3 c. à soupe bombées de riz, pâtes ou blé

- 5 g de beurre
- 2 kiwis

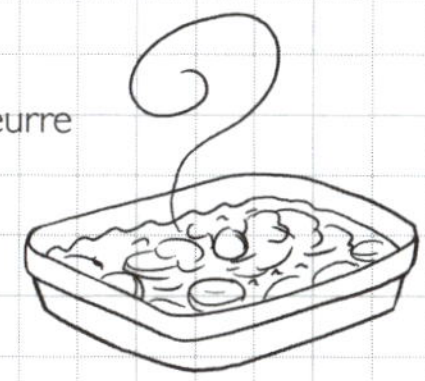

Dîner

- Salade verte assaisonnée sans huile

Hachis Parmentier

Faites revenir de l'oignon et de l'ail hachés avec un peu d'huile d'olive. Ajoutez 100 g de tomates concassées, 50 g de viande hachée de bœuf à 5 %, du poivre et des herbes de Provence et laissez cuire. Après cuisson, ajoutez 10 g de parmesan et ½ jaune d'œuf. Mélangez bien et étalez dans un plat à gratin le mélange, puis une purée maison (200 g de pommes de terre et 50 ml de lait). Saupoudrez le plat d'emmental râpé (15 g) et faites gratiner. Servez chaud.

- 1 fruit

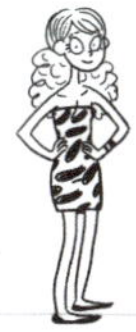

JEUDI

Petit déjeuner

- Thé ou café
- 65 g de baguette tradition
- 1 c. à café bombée de pâte à tartiner
- 100 g de fromage blanc (20 %)
- 1 kiwi

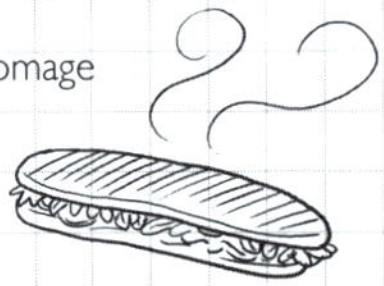

Déjeuner

- 1 bol de soupe de légumes maison

Panini

- 80 g de pain à panini
- Rondelles de tomates, feuilles d'épinards frais
- 1 c. à café bombée de sauce pesto
- 80 g d'escalope de poulet grillée

- 1 fruit

Pour un meilleur équilibre dans votre assiette, pensez à toujours associer des céréales (pâtes, riz, blé, semoule, quinoa…) à des légumes.

Dîner

Viande ou poisson grillé (80 g)

Duo de pâtes cuites (150 g) et légumes variés au choix (champignons, poireaux, chou Bruxelles…)

- 1 c. à café d'huile
- 1 laitage nature + 1 c. à café de confiture
- 1 fruit

VENDREDI

Petit déjeuner

- 250 ml de lait
- 1 c. à café de chocolat en poudre
- 75 g de pain
- 10 g de beurre

En doublant vos laitages, vous obtenez un apport de protéines tout à fait satisfaisant, inutile de manger de 2 portions de viande par jour.

Déjeuner

Viande ou poisson grillé (80 g)

Légumes

- 1 c. à café d'huile
- 75 g de pain
- 20 g de comté
- 1 poire

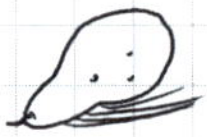

Dîner

Soupe de légumes

- Légumes variés
- 20 g d'emmental râpé
- 1 petite pomme de terre ou 1 petite poignée de pâtes vermicelles

- 40 g de pain complet
- 30 g de coulommiers
- 1 laitage nature
- 1 fruit

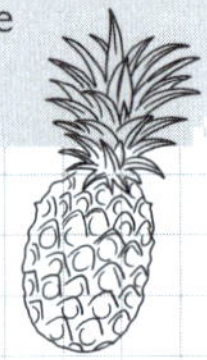

SAMEDI

Petit déjeuner

- Thé ou café
- 1 croissant
- 1 petit verre de jus de fruits

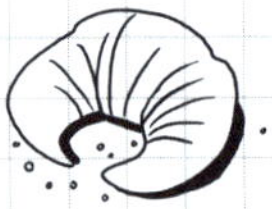

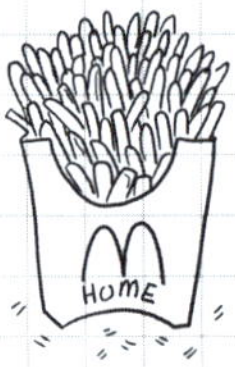

Déjeuner

- Salade verte assaisonnée sans huile
- 1 cuisse de poulet grillée
- 150 g de potatoes cuites au four (que vous trouverez facilement au rayon surgelés)
- 1 laitage nature
- 1 coupelle de salade de fruits frais à la cannelle

Dîner

- Crudités
- 1 c. à café d'huile pour la vinaigrette
- Poisson grillé (80 g)
- 180 g de légumes secs cuits (lentilles, petits pois, flageolets…)
- 5 g de beurre
- 2 petits-suisses à 20 %
- 1 fruit

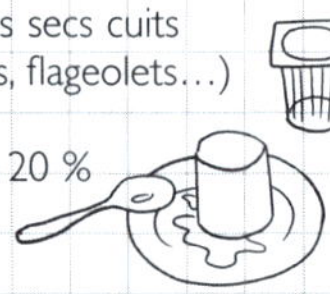

DIMANCHE

Petit déjeuner **Déjeuner** **Dîner**

Je reprends la journée de la semaine que j'ai la plus appréciée.

Je choisis de refaire la journée de :

Bilan de la semaine

Poids lundi :

Poids dimanche :

Notez ici vos commentaires, les difficultés rencontrées et vos écarts :

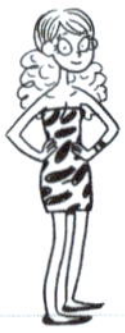

Régime 3 - Stabilisation 1

LUNDI

Petit déjeuner

- Café ou thé
- 40 g de pain viking
- 5 g de beurre
- 1 yaourt nature

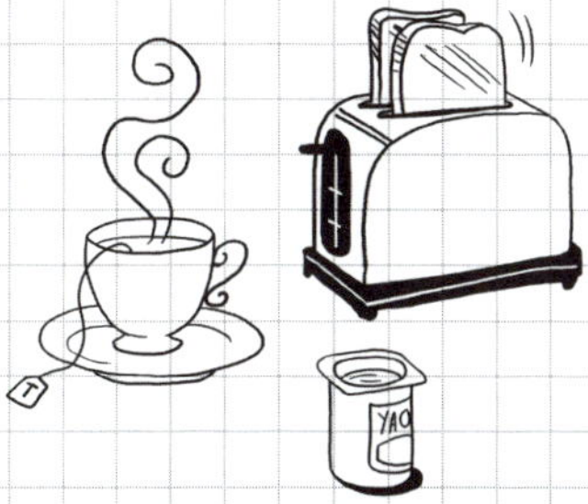

Déjeuner

100 g de viande blanche ou de poisson grillé

Légumes

- 5 g d'huile
- 50 g de baguette aux céréales
- 30 g de brie de Meaux
- 1 orange

Une idée ? Des cœurs d'artichauts sautés avec l'huile.

Dîner

Endives au jambon sauce béchamel

Lavez 2 endives, puis coupez la base avec un couteau. Faites-les cuire à la vapeur pendant 10 min. Préchauffez le four à 240 °C. Dans une casserole, faites fondre 10 g de beurre. Ajoutez 1 c. à café bombée de farine et remuez jusqu'à la faire brunir. Hors du feu, ajoutez 100 ml de lait en remuant bien au fouet pour éviter les grumeaux. Remettez à chauffer tout en remuant 1 à 2 min. Poivrez. Dans un plat à four, disposez les endives enroulées dans une tranche de jambon blanc chacune, puis recouvrez de la sauce béchamel. Recouvrez de 15 g d'emmental râpé et faites cuire au four 15 min. Servez chaud.

- 40 g de pain
- 2 kiwis

Vous pouvez réaliser la même recette en remplaçant les endives par des poireaux.

MARDI

Petit déjeuner

- Thé ou café
- 40 g de pain au sésame
- 5 g de beurre
- 100 g de fromage blanc (20 %)
- 1 petit verre de jus de fruits

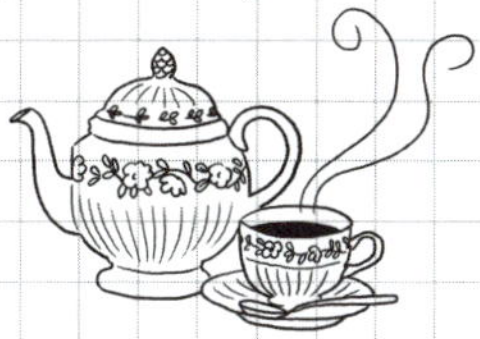

Déjeuner

- 80 g d'escalope de poulet ou de dinde grillée

Légumes à la crème

- 200 g de champignons, épinards ou poireaux
- 30 g de crème fraîche (15 %)

- 50 g de pain
- 20 g de gouda
- 1 pamplemousse

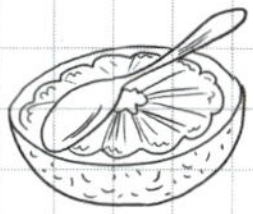

Dîner

1 petite assiette de crudités assaisonnées avec 1 c. à café d'huile

Viande ou poisson grillé (80 g)

150 g de pâtes, riz, blé ou quinoa cuits

- 5 g de beurre
- 1 yaourt nature

MERCREDI

Petit déjeuner

- Thé ou café
- 65 g de pain de campagne
- 10 g de beurre
- 100 g de fromage blanc (20 %)

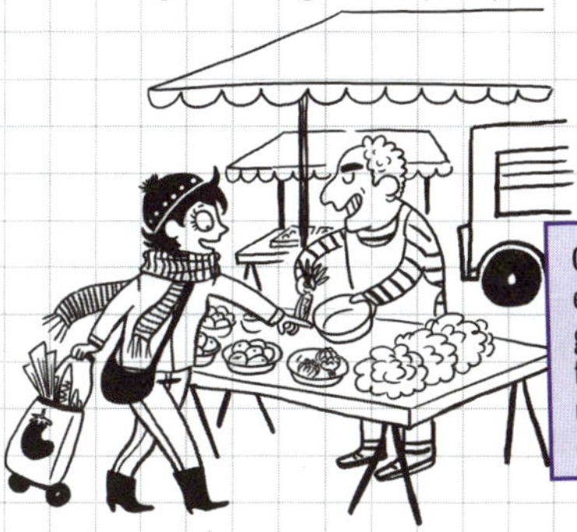

Déjeuner

Viande ou poisson grillé (80 g)

Duo de légumes et de céréales (120 g de pâtes ou riz cuits)

- 1 c. à café d'huile
- 1 fruit

Outre leurs apports intéressants en vitamines et en minéraux, les légumes secs apportent de l'énergie longue durée pour éviter toute sensation de faim. Quant à leur teneur en fibres, elle favorise un transit régulier et la prévention de certains cancers. Profitez de cet atout santé et régime !

Dîner

Soupe de légumineuses

Épluchez, lavez et émincez un petit oignon et une carotte. Faites-les revenir avec 1 c. à café d'huile d'olive. Rincez 30 g de pois cassés et 30 g de lentilles corail et ajoutez-les aux légumes. Laissez revenir quelques instants en remuant. Ajoutez 1 c. à café de curcuma, 1 c. à café de satay, 1 c. à café d'herbes de Provence et une petite branche de thym. Mouillez jusqu'à tout recouvrir et laissez cuire à feu doux 30 min. Mixez et servez chaud recouvert de 70 g de viande des grisons coupée en morceaux.

- 1 yaourt nature
- 2 mandarines

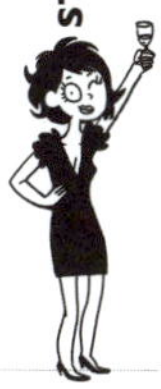

JEUDI

Petit déjeuner

- Thé ou café
- 50 g de pain
- 20 g de fromage Pyrénées
- 2 kiwis

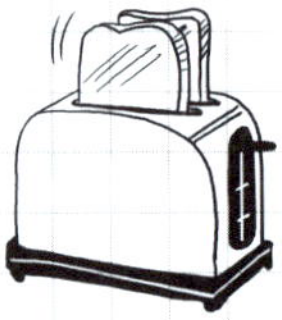

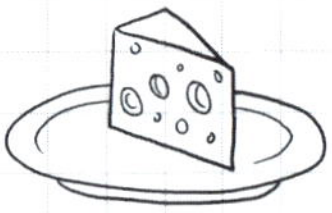

Déjeuner

- 2 tranches de jambon blanc
- Haricots verts
- 5 g de beurre
- 40 g de pain
- 20 g de camembert
- 1 fruit

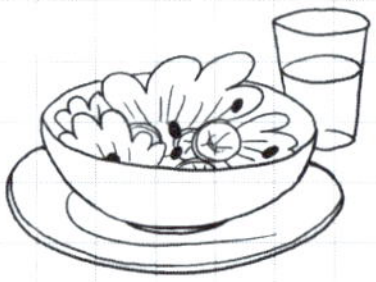

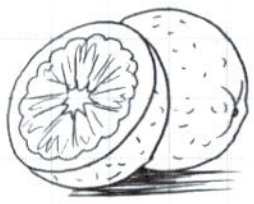

Dîner

Soupe de légumes
- Carottes, poireaux, navets
- 1 c. à café de crème fraîche (15 %)

Toasts au chèvre sur lit de salade

Préchauffez le four à 180 °C. Placez 30 g de fromage de chèvre sur 65 g de pain et passez au four quelques minutes. Mélangez une pointe de moutarde avec 1 c. à café de miel, 1 c. à soupe de vinaigre balsamique et 1 c. à café d'huile. Disposez les toasts au chèvre sur de la salade assaisonnée.

- 1 poire

VENDREDI

Petit déjeuner

Je choisis un petit déjeuner de la semaine

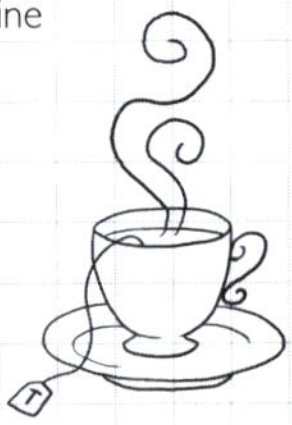

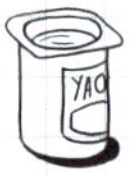

Déjeuner

Soupe de légumes
- Carottes, poireaux, navets
- 1 c. à café de crème fraîche (15 %)

Salade d'hiver
- 1 endive crue émincée
- 150 g de pommes de terre
- 1 c. à café d'huile pour la vinaigrette
- 2 œufs durs

- 100 g de compote de coing

Dîner

100 g de poisson à chair blanche grillé ou de crustacés

Purée de légumes

150 g de pommes de terre + légumes + 60 g de crème fraîche (15 %)

- 1 laitage nature
- 1 pomme golden

SAMEDI

Petit déjeuner

- 1 bol de lait
- 30 g de céréales nature
- 10 g d'oléagineux
- 1 petit verre de jus de pomme

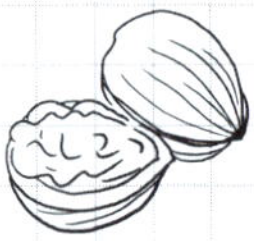

Déjeuner

- Salade verte assaisonnée sans huile
- 100 g de bifteck grillé

Frites de légumes d'autrefois

Préchauffez le four à 200 °C. Épluchez 100 g de rutabaga, 100 g de patate douce et 100 g de pommes de terre et coupez-les en forme de frites. Dans un saladier, mélangez bien les frites de légumes, 1 c. à soupe d'huile d'olive, de l'ail haché, du poivre et des herbes aromatiques. Enfournez 20 min sur une plaque.

- 150 g de fruits en salade

Dîner

Viande ou poisson grillé (80 g)

Légumes

- 50 g de baguette tradition
- 20 g de Roquefort
- 1 banane

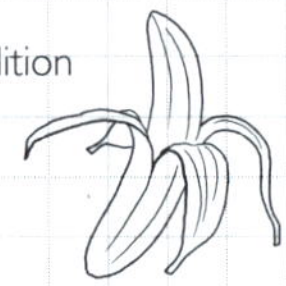

DIMANCHE

Petit déjeuner **Déjeuner** **Dîner**

Je reprends la journée de la semaine que j'ai la plus appréciée.

Je choisis de refaire la journée de :

Bilan de la semaine

Poids lundi :

Poids dimanche :

Notez ici vos commentaires, les difficultés rencontrées et vos écarts :

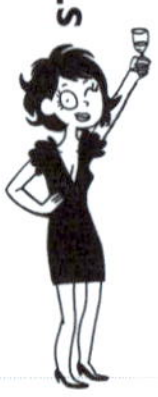

Régime 3 - Stabilisation 2

LUNDI

Petit déjeuner

- Thé ou café
- 65 g de pain complet
- 10 g de beurre
- 100 g de fromage blanc (20 %)

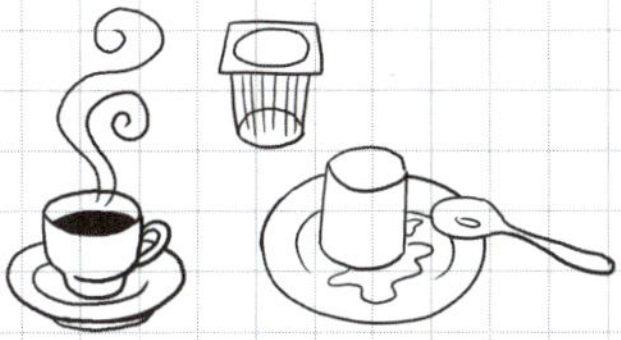

Déjeuner

- Salade verte assaisonnée sans huile
- 80 g de saumon grillé
- 150 g de petits pois
- 5 g de beurre
- 1 fruit

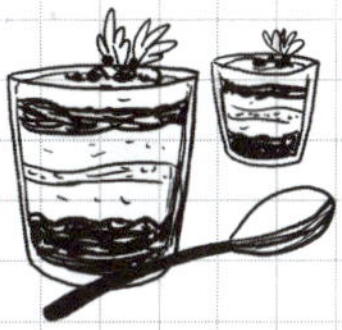

Dîner

- 1 cuisse de poulet grillée

Légumes (ex : haricots coco)

- 40 g de pain

Faisselles aux fruits rouges

Mixez 150 g de fruits rouges surgelés avec 20 g de sucre glace et un filet de jus de citron pour obtenir un coulis. Réfrigérez plusieurs heures. Démoulez dans une assiette une faisselle et nappez-la de coulis de fruits rouges. Décorez avec quelques fruits rouges et servez frais.

MARDI

Petit déjeuner

- Thé ou café
- 65 g de pain
- 30 g de fromage
- 100 g de compote de fruits

N'hésitez pas à comparer les valeurs nutritionnelles des compotes du commerce et à choisir la moins sucrée, celle qui contient le moins de sucre pour 100 g.

Déjeuner

Viande ou poisson grillé (80 g)

Légumes et crème fraîche (15 %) (30 g)

150 g de pâtes ou 200 g de pommes de terre

- 1 laitage nature
- 2 clémentines

Dîner

- 100 g de poisson à chair blanche en papillote

Légumes

- 50 g de pain
- 30 g de mimolette
- 1 orange

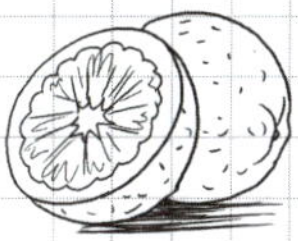

Une idée ? 100 g de carottes râpées et 100 g de courgettes râpées cuites dans la papillote de poisson avec du jus de citron.

MERCREDI

Petit déjeuner

- 1 bol de lait
- 30 g de céréales nature
- 10 g d'oléagineux
- 1 petit verre de jus de fruits

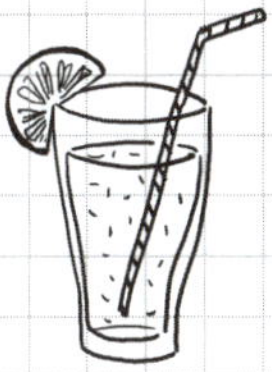

Déjeuner

- 100 g de poisson à chair blanche grillée
- Haricots verts
- 30 g de crème fraîche (15 %)
- 3 c. à soupe bombées de céréales
- 1 laitage nature
- ¼ d'ananas en tranches

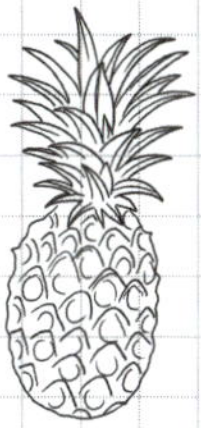

Dîner

Tartiflette de poireaux

Faites cuire 150 g de poireaux émincés et 200 g de pommes de terre à la vapeur. Faites griller 50 g de lardons, réservez. Dans la même poêle, faites sauter 1 petit oignon émincé avec la graisse des lardons. Dans un plat à four, disposez les poireaux et les pommes de terre, mélangés aux oignons et aux lardons. Recouvrez le mélange avec 30 g de reblochon et passez au four 10 min. Servez chaud.

- 1 poire

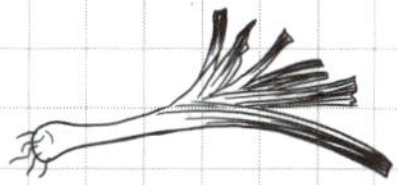

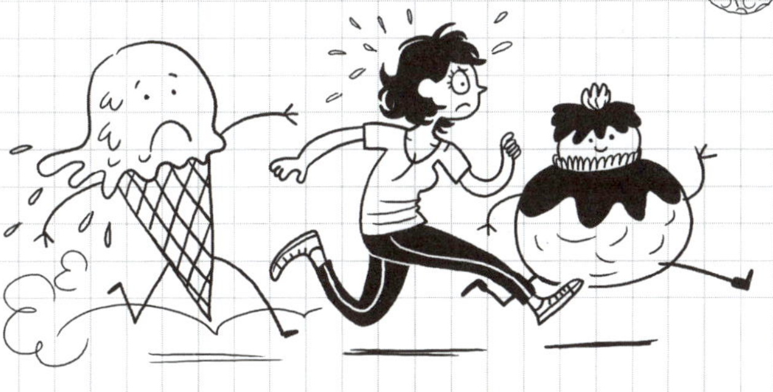

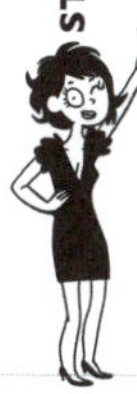

JEUDI

Petit déjeuner

Je choisis un petit déjeuner de la semaine.

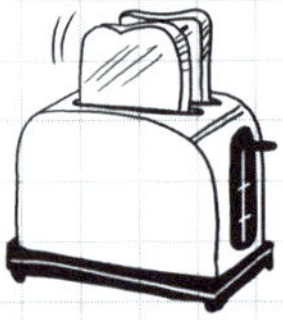

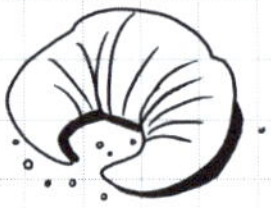

Déjeuner

Viande ou poisson grillé (80 g)

- 100 g de pâtes fraîches

Légumes

- 15 g d'emmental
- 1 pomme

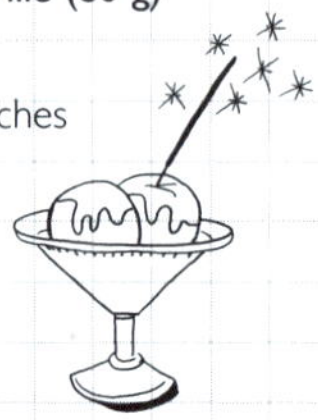

Dîner

- Une assiette de crudités sans huile

Magret de canard au miel

Ôtez la peau du magret (100 g) et coupez la chair en tranches de 1 cm d'épaisseur. Faites saisir avec 1 c. à café d'huile. Réservez. Déglacez avec 1 c. à café de miel et 1 c. à café de vinaigre.

- 150 g de pommes de terre
- 2 boules de glace ou de sorbet nature

VENDREDI

Petit déjeuner

- Thé ou café
- 50 g de pain de seigle
- 5 g de beurre
- 1 laitage
- 2 clémentines

Déjeuner

Viande ou poisson grillé (80 g)

- Légumes
- 1 c. à café d'huile
- 50 g de pain
- 20 g de Saint-Nectaire
- ½ mangue

Dîner

Soupe de légumes

- Cresson, courgettes + 1 vache qui rit®

70 g de jambon de Bayonne ou 1 steak haché (5 %)

- 200 g de pommes de terre + 5 g de beurre
- 1 pomme rouge

SAMEDI

Petit déjeuner

- Thé ou café
- 65 g de pain
- 10 g de beurre
- 1 yaourt nature

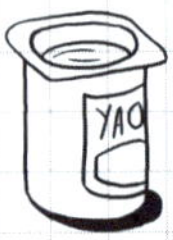

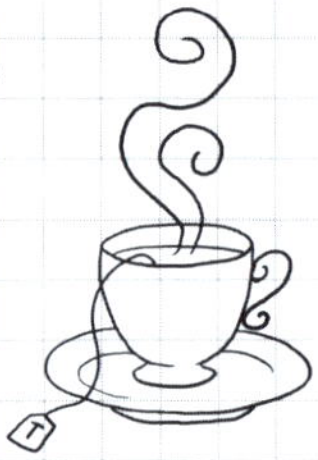

Déjeuner

- Salade verte assaisonnée sans huile

Goulasch hongrois

Faites revenir avec 5 g de beurre, des oignons et 100 g de jarret de bœuf. Saupoudrez de paprika et mouillez avec du bouillon de bœuf, une pointe de cumin et de marjolaine. Laissez cuire 15 min. Ajoutez 100 g de tomates concassées et du poivre. Laissez mijoter 1 heure. Servez avec de la polenta : versez 1 tasse de polenta dans 3 tasses d'eau bouillante. Ajoutez 15 g de beaufort, remuez et faites cuire 10 min.

- 1 fruit

Dîner

- 1 bol de soupe de légumes

Omelette forestière

- 2 œufs
- 30 g de crème fraîche (15 %)
- 100 g de champignons

- 50 g de pain aux céréales
- 1 orange

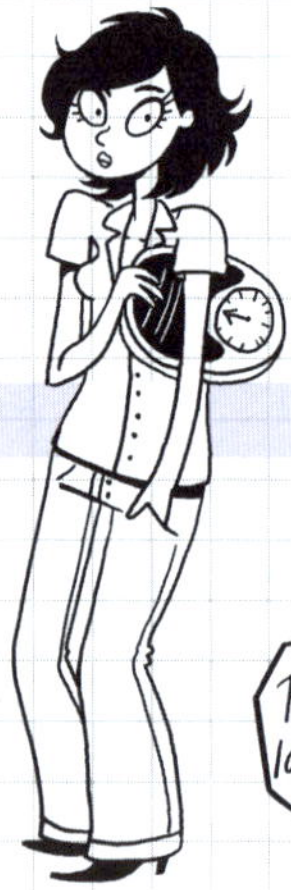

DIMANCHE

Petit déjeuner

Déjeuner

Dîner

Je reprends la journée de la semaine que j'ai la plus appréciée.

Je choisis de refaire la journée de :

Bilan de la semaine

Poids lundi :

Poids dimanche :

Notez ici vos commentaires, les difficultés rencontrées et vos écarts :

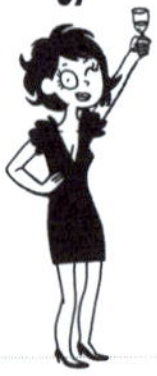

Régime 4 - Stabilisation 1

LUNDI

Petit déjeuner

- Café ou thé
- 65 g de pain aux graines de pavot
- 10 g de beurre
- 1 yaourt nature

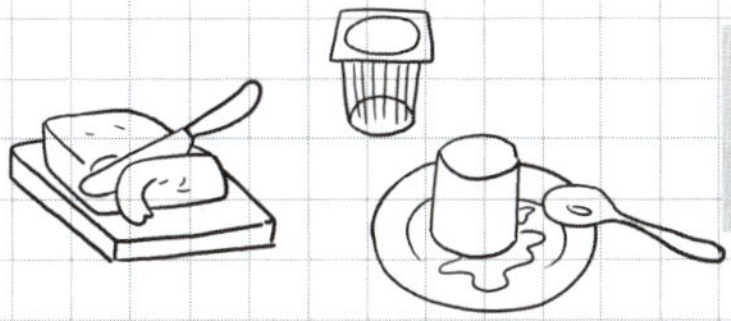

Déjeuner

Une petite assiette de crudités

- 1 c. à café d'huile pour la vinaigrette
- 80 g de foie de veau grillé

Purée de pommes de terre maison

- 200 g de pommes de terre
- 30 g de crème fraîche (15 %)
- Un peu de lait
- Sel, poivre

- 2 kiwis

Dîner

- Salade verte assaisonnée sans huile

Pain perdu salé

Préchauffez le four à 180 °C. Battez un œuf dans une assiette creuse, puis ajoutez un peu de lait. Faites tremper 70 g de pain dans le mélange, puis recouvrez les tartines avec une tranche de jambon blanc moulinée et 20 g d'emmental râpé. Étalez les tartines sur une plaque et faites cuire au four 15 min environ.

- 2 kiwis

MARDI

Petit déjeuner

- Thé ou café
- 65 g de pain de seigle
- 30 g de brie de Meaux

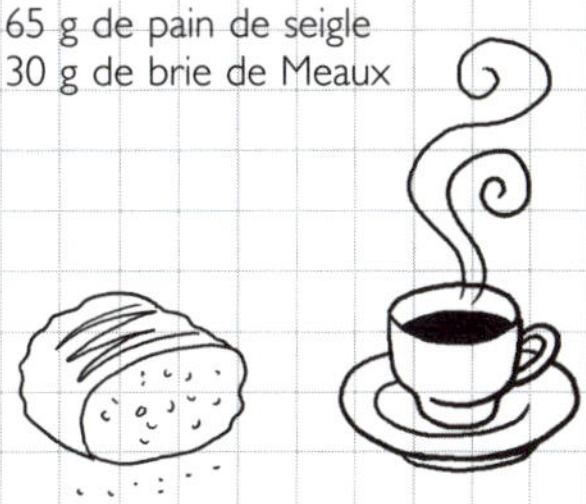

Déjeuner

Salade d'endives aux noix

- 1 endive émincée
- 15 g de noix fraîches
- 1 c. à café d'huile pour la vinaigrette

- 100 g de filet de panga grillé
- 3 c. à soupe de riz
- 5 g de beurre
- 1 orange

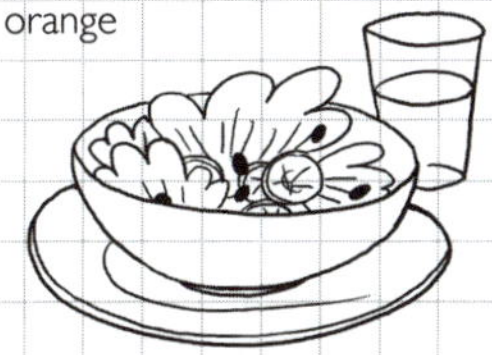

Dîner

Minestrone

Faites blanchir 30 g de haricots blancs la veille, puis faites-les cuire dans un grand volume d'eau 20 min. Dans une casserole, placez 50 g carottes en dés, 50 g de poireaux émincés, 50 g de céleri-rave en petits dés et 100 g de tomates concassées. Ajoutez 400 ml de bouillon de bœuf, les haricots blancs, de l'ail et du basilic et laissez cuire 30 min. Ajoutez 30g de macaronis et poursuivez la cuisson 10 min. Servez chaud avec 20 g de parmesan.

- 1 faisselle aromatisée au piment d'Espelette
- 100 g de mangue

MERCREDI

Petit déjeuner

- Thé ou café
- 50 g de pain complet
- 5 g de beurre
- 100 g de fromage blanc (20 %)
- 1 petit verre de jus de fruits

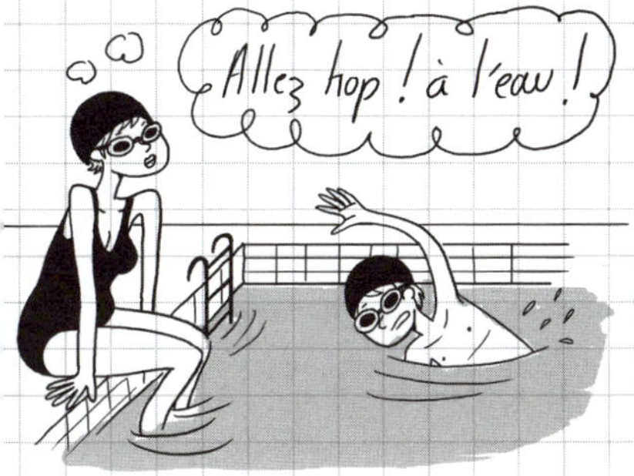

Déjeuner

80 g de viande ou de poisson grillé

Légumes

- 1 c. à café d'huile d'olive
- 65 g de pain
- 20 g de fromage
- ½ pamplemousse

Une idée ? Une papillote de truite avec 200 g de julienne de légumes et la c. à café d'huile d'olive.

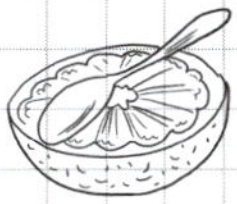

Dîner

Velouté de courgettes au Boursin

Détaillez 1 courgette, ½ tomate, ½ oignon, 1 petite pomme de terre. Mettez le tout dans une cocotte et recouvrez d'eau avec ¼ de bouillon de poulet. Laissez cuire 15 min dès la rotation de la soupape. Mixez le potage avec 30 g de Boursin ail et fines herbes®. Servez chaud.

- 50 g de pain
- 40 g de jambon cru ou de poulet
- 1 pomme golden

Une idée ? Une belle tranche de pain toastée frottée à la pulpe de tomate et des lanières de jambon cru.

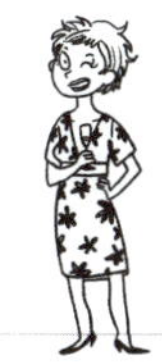

JEUDI

Petit déjeuner

- Thé ou café
- 65 g de pain
- 10 g de beurre
- 1 c. à café de confiture
- 1 yaourt nature

> Catherine fait beaucoup de confiture maison. La confiture ne peut pas être consommée à la place d'un fruit qui lui apporte des éléments indispensables à l'organisme. C'est donc un écart plaisir à consommer avec modération.

Déjeuner

Lapin à la forestière

Faites dorer, avec 1 c. à café d'huile, de l'échalote, des oignons, 100 g de champignons et 100 g de carottes en morceaux. Poivrez. Ajoutez 150 g de lapin. Ajoutez un fond d'eau et laissez mijoter 30 min. Ajoutez 40 g de crème fraîche à 15 %. Laissez cuire 5 min.

- 120 g de riz brun
- 1 orange

> Une idée ? Choisissez le boulgour et présentez-le avec un mélange de légumes pour couscous surgelés.

Dîner

Viande ou poisson grillé (80 g)

150 g de pommes de terre ou 120 g de pâtes, riz ou boulgour

Légumes

- 1 c. à café d'huile
- 1 laitage nature

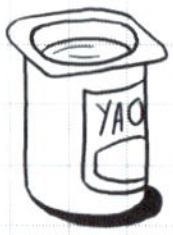

VENDREDI

Petit déjeuner

- Thé ou café
- 65 g de pain de campagne
- 10 g de beurre
- 1 laitage nature
- 100 g de compote de fruits

> Si vous choisissez une compote de fruits dans le commerce, n'hésitez pas à comparer les valeurs nutritionnelles des produits et à choisir la moins sucrée.

Déjeuner

Poisson grillé ou jambon blanc (80 g)

Légumes

60 g de pain ou 120 g de pâtes cuites

- 20 g de gouda fruité
- 1 poire comice

Dîner

Soupe de légumes

- Poireaux, carottes
- 1 petite pomme de terre

Omelette à la ciboulette

- 2 œufs
- ½ verre de lait
- Ciboulette, poivre

- 40 g de pain de seigle
- 2 kiwis

SAMEDI

Petit déjeuner

Je choisis un petit déjeuner de la semaine

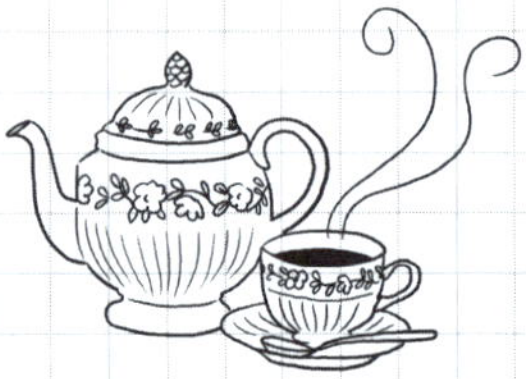

Déjeuner

- Salade verte assaisonnée sans huile

Moules marinières

Placez les moules dans une casserole, ajoutez des échalotes hachées, du persil plat haché, un verre de vin blanc et faites cuire quelques minutes à couvert, à feu vif, en remuant. Servez chaud, décoré de citron en rondelles.

- 120 g de frites au four
- 200 g de fruits variés en salade

Dîner

- 1 tranche de jambon de Bayonne ou de poulet
- 3 c. à soupe d'un mélange de lentilles vertes cuites et de carottes
- 5 g de beurre
- 1 laitage nature
- ½ pamplemousse

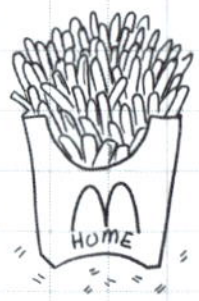

DIMANCHE

Petit déjeuner **Déjeuner** **Dîner**

Je reprends la journée de la semaine que j'ai la plus appréciée.

Je choisis de refaire la journée de :

Poids lundi :

Poids dimanche :

Bilan de la semaine

Notez ici vos commentaires, les difficultés rencontrées et vos écarts :

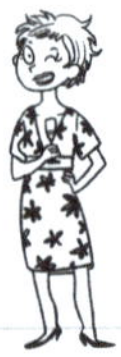

Régime 4 - Stabilisation 2

LUNDI

Petit déjeuner

- 250 ml de lait
- 40 g de céréales nature
- 10 g d'oléagineux
- 1 petit verre de jus de fruits

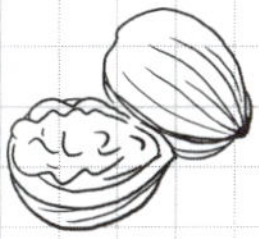

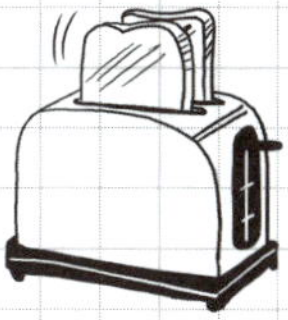

Déjeuner

Viande ou poisson grillé (80 g)

Légumes

- 60 g de pain
- 30 g de Coulommiers
- 1 fruit

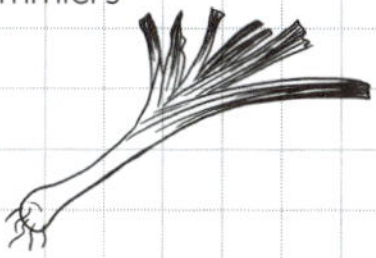

Dîner

- Salade verte assaisonnée sans huile

Gratin de poireaux

Préchauffez le four à 210 °C. Faites cuire 400 g de poireaux émincés à la vapeur. Mélangez un œuf battu, 100 ml de lait, 15 g d'emmental râpé, du poivre et du persil. Placez dans un plat à four les poireaux égouttés et recouvrez de 15 g d'emmental râpé. Faites cuire 15 min.

- 50 g de pain
- 2 kiwis

MARDI

Petit déjeuner

- Thé ou café
- 65 g de baguette tradition
- 10 g de beurre
- 1 yaourt nature

Cocktail vitamines

Passez à la centrifugeuse 200 g de carottes épluchées et 100 g de betteraves rouges crues. Ajoutez le jus de ½ citron et du persil ciselé. Servez frais.

Déjeuner

- Betteraves avec 1 c. à café d'huile
- 100 g de poisson blanc en papillote avec 1 c. à soupe de crème fraîche (15 %)
- 120 g de riz

Milk-shake à la mangue

Coupez ½ mangue en morceaux. Mixez les morceaux de mangue avec 1 verre de lait, 1 c. à soupe de glace vanille et 1 c. à café de miel. Servez frais.

Dîner

Soupe de légumes

- Potiron, carottes, oignons
- 1 verre de lait

- 1 tranche de jambon blanc

3 c. à soupe de quinoa ou de blé cuit

- 10 g de beurre
- 1 petite banane

MERCREDI

Petit déjeuner

- Thé ou café
- 65 g de pain
- 30 g de fromage
- 1 petit verre de jus de fruits

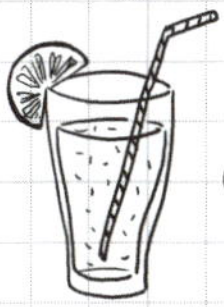

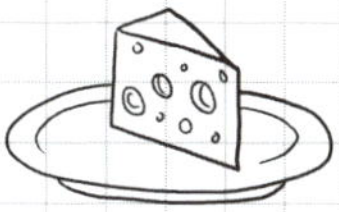

Déjeuner

- Salade avec 1 c. à café d'huile

Gratin de coquillettes aux champignons

Faites revenir 100 g d'escalope de poulet en morceaux et 100 g de champignons émincés. Ajoutez 30 g de crème fraîche (15 %), du poivre et du curry. Faites réduire. Dans un plat à four, placez le poulet et les champignons et recouvrez de 120 g de coquillettes cuites. Ajoutez 15 g d'emmental râpé et faites gratiner 10 min.

- 2 kiwis

Dîner

Viande, poisson ou jambon (80 g)

Légumes

- 1 c. à café d'huile

65 g de pain ou 160 g de pommes de terre ou légumes secs cuits

- 20 g de Saint-Nectaire
- 2 clémentines

JEUDI

Petit déjeuner

- Thé ou café
- 65 g de pain complet
- 10 g de beurre
- 1 yaourt nature
- 100 g de compote

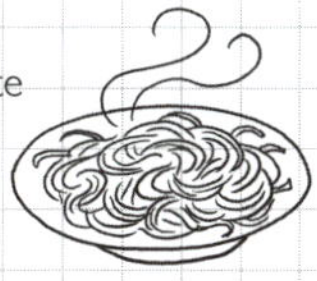

Déjeuner

- 80 g de saumon grillé ou en papillote
- 100 g de pâtes fraîches

Épinards à la crème

- 250 g d'épinards
- 20 g de crème fraîche (15 %)

- 1 banane

Dîner

Soupe de légumes

- 1 botte de fane de radis + 1 petite pomme de terre + 1 vache qui rit®

- 65 g de pain au levain
- 30 g de mimolette vieille
- 1 yaourt nature
- ½ pamplemousse

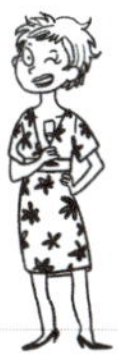

VENDREDI

Petit déjeuner

- Thé ou café
- 1 croissant
- 1 petit verre de jus de fruits

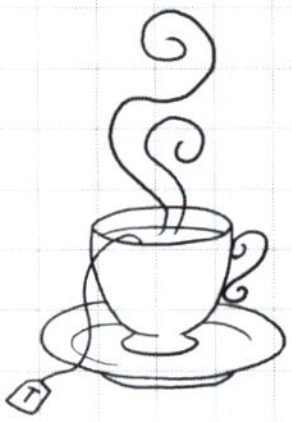

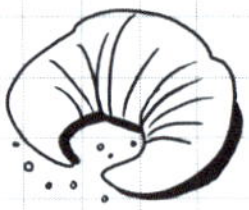

Déjeuner

Viande blanche ou poisson à chair blanche grillé (80 g)

Duo de céréales (150 g cuites) et légumes

- 1 c. à soupe d'huile
- 1 laitage nature
- 1 pomme golden

Une idée ? Vous pouvez réaliser une paella avec du riz, des poivrons surgelés sautés avec la c. à soupe d'huile, un mélange d'épices espagnoles et 80 g de gambas grillées.

Dîner

Velouté de céleri

Lavez 100 g de céleri en branches et un blanc de poireaux. Épluchez 50 g de pommes de terre. Pelez un oignon. Émincez le tout. Dans une sauteuse, faites fondre les légumes dans 5 g de beurre. Faites chauffer ¼ litre d'eau avec ½ cube de bouillon de volaille. Laissez mijoter le tout 25 min. Mixez et servez chaud, décoré de cerfeuil.

- 50 g de pain
- 5 g de beurre
- 50 g de jambon cru ou de poulet
- 100 g de fromage blanc (20 %)
- 100 g de papaye

SAMEDI

Petit déjeuner

- Café ou thé
- 65 g de baguettes aux céréales
- 10 g de beurre
- 1 yaourt nature
- 1 kiwi

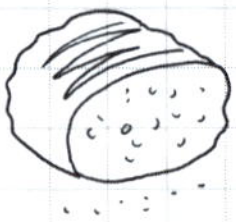

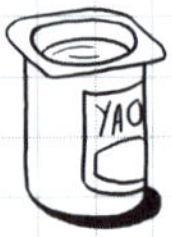

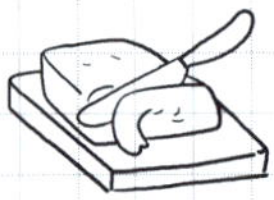

Déjeuner

Blanquette de veau [recette pour 2 personnes]

Faites revenir 300 g de veau (tendrons, collier, poitrine ou épaule) en morceaux dans une cocotte avec 10 g de beurre. Ajoutez 2 c. à café de farine, remuez puis recouvrez d'eau. Ajoutez 1 cube de bouillon de légumes et 1 cube de bouillon de volaille et remuez. Ajoutez 2 petits verres de vin blanc, 1 oignon émincé, 2 carottes en rondelles et 6 champignons en morceaux. Couvrez et laissez mijoter en remuant de temps en temps. Mélangez 1 jaune d'œuf, 60 g de crème fraîche (15%) et un jus de citron. Ajoutez le mélange à la viande, remuez et servez aussitôt, décoré de persil et avec 3 c. à soupe de riz blanc par personne.

- 1 pomme granny-smith

Dîner

Soupe de légumes

- Légumes variés
- 1 c. à café de crème fraîche (15 %)

Salade de la mer

- 100 g de carottes râpées
- 120 g de riz cuit
- Sauce : 10 g de mayonnaise + citron + poivre + ciboulette
- 1 petite boîte de thon au naturel

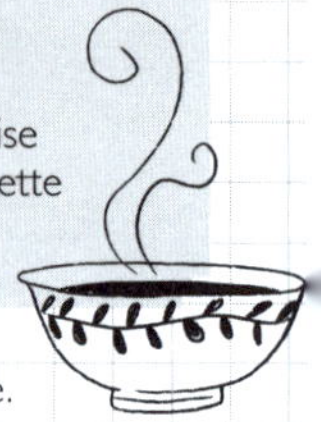

- 1 yaourt nature sucré avec 1 c. à café de confiture.

DIMANCHE

Petit déjeuner **Déjeuner** **Dîner**

Je reprends la journée de la semaine que j'ai la plus appréciée.

Je choisis de refaire la journée de :

Poids lundi :

Poids dimanche :

Bilan de la semaine

Notez ici vos commentaires, les difficultés rencontrées et vos écarts :

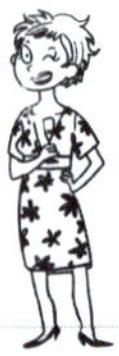

Régime 5 - Stabilisation 1

LUNDI

Petit déjeuner

- Thé ou café
- 80 g de pain au levain
- 10 g de beurre
- 1 yaourt nature
- 2 kiwis

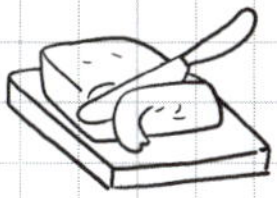
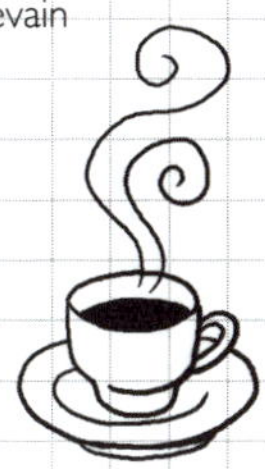

Déjeuner

Salade jardinière

- 120 g de haricots verts
- 20 g de comté râpé
- 1 c. à soupe d'huile
- 70 g d'escalope de poulet grillée

- 70 g de pain complet
- 1 pomme rouge

Pensez à faire cuire plus de pâtes pour demain.

Dîner

- Salade verte assaisonnée sans huile
- 80 g de bavette de bœuf grillée

Vermicelles forestières

Faites cuire 65 g de pâtes vermicelles. Faites revenir une échalote en morceaux avec 1 c. à café d'huile. Ajoutez 100 g de champignons et laissez cuire quelques minutes. Coupez le feu et ajoutez 30 g de crème fraîche à 15 %. Servez les pâtes recouvertes de sauce et de 15 g de parmesan.

- 2 mandarines

MARDI

Petit déjeuner

- Thé ou café
- 70 g de pain de sarrasin
- 5 g de beurre
- 1 œuf à la coque
- 1 petit verre de jus de fruits

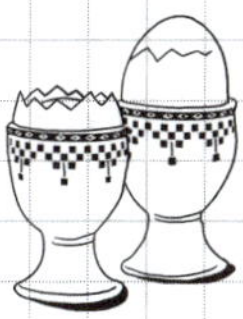

Déjeuner

- ½ pomelo
- 1 steak haché (5 %) grillé
- 200 g de pâtes cuites
- 100 g de sauce tomates cuisinée du commerce
- 1 laitage nature

Choisissez la sauce la moins grasse, celle qui affiche le moins de lipides pour 100 g.

Dîner

Viande ou poisson grillé (80 g)

Légumes

200 g de céréales cuites ou 100 g de pain

- 10 g de beurre
- 1 laitage nature
- ¼ d'ananas

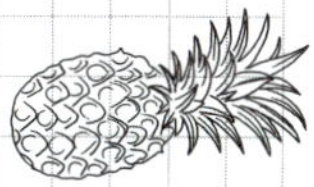

MERCREDI

Petit déjeuner

- 250 ml de lait
- 10 g de chocolat en poudre
- 80 g de baguette tradition
- 10 g de beurre
- 100 g de compote de fruits

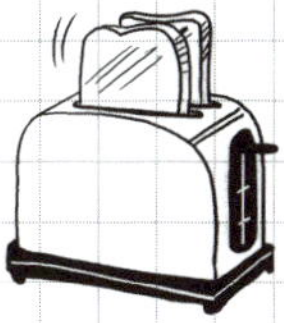

Déjeuner

- Crudités ou salade verte
- 1 c. à café d'huile pour la vinaigrette

Viande ou poisson grillé (80 g)

250 g de pommes de terre ou lentilles corail ou petits pois cuits

- 5 g de beurre
- 1 laitage nature
- 2 clémentines

Dîner

Velouté au ketchup

Faites cuire pendant 15 min 1 pomme de terre et 2 carottes épluchées et coupées en gros dés dans une casserole en couvrant d'eau. Mixez. Ajoutez 1 c. à soupe de ketchup et 1 c. à soupe de jus d'orange puis mélangez. Servez chaud, décoré de persil plat ciselé.

- 70 g de pain aux céréales
- 70 g de jambon cru ou de poulet
- 30 g de fromage de brebis
- ½ mangue

JEUDI

Petit déjeuner

- 1 bol de lait
- 50 g de céréales nature
- 10 g d'oléagineux
- 1 petit verre de jus de fruits

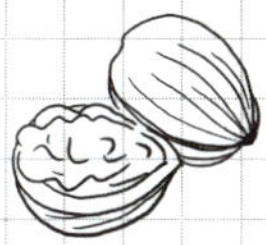

Déjeuner

Sandwich

- 100 g de pain au sésame
- 1 c. à soupe de mayonnaise
- 30 g de gouda
- 2 tranches de jambon blanc
- Salade verte

- 1 pomme royale gala

Dîner

Salade de chèvre chaud

- Salade verte + 30 g de fromage de chèvre fondu au four + 1 c. à café d'huile pour la vinaigrette

- 100 g de poisson blanc cuit en papillote
- 200 g de riz complet cuit
- 5 g de beurre
- 2 clémentines

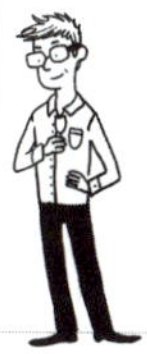

VENDREDI

Petit déjeuner

- Thé ou café
- 85 g de pain de seigle
- 10 g de beurre
- 1 laitage nature
- 1 banane

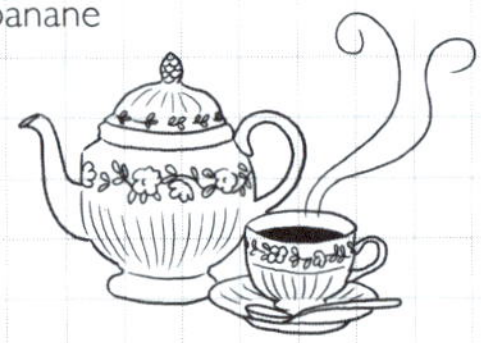

Déjeuner

Salade de sardines

- Salade verte
- 100 g de fonds d'artichaut
- 50 g d'avocat
- 140 g de maïs
- 1 c. à café d'huile
- 80 g de sardines en boîte sans huile

- 1 orange

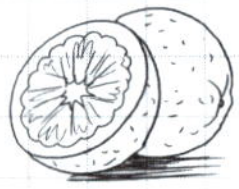

Dîner

Viande ou poisson grillé (80 g)

Légumes

- 1 c. à café d'huile
- 100 g de pain aux céréales
- 30 g de brie de Meaux
- 1 petite banane

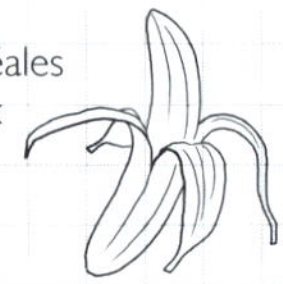

SAMEDI

Petit déjeuner

Je choisis un petit déjeuner de la semaine

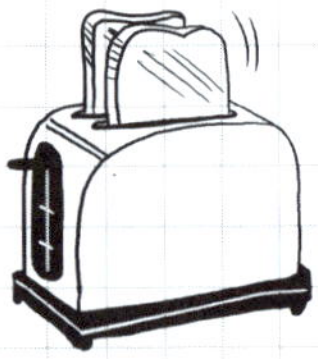

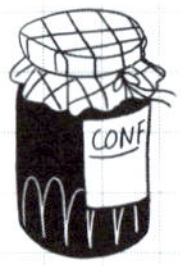

Déjeuner

- 1 cuisse de poulet grillée

Risotto savoyard

Faites dissoudre ½ cube de Kubor dans ½ litre d'eau bouillante. Faites revenir 1 oignon émincé avec 5 g de beurre. Ajoutez 65 g de riz rond et mélangez bien avec le beurre et les oignons. Ajoutez petit à petit le bouillon façon risotto. Dans une casserole, faites fondre 30 g de gruyère coupé en dés avec 50 ml de vin blanc. Ajoutez le mélange au risotto et laissez réduire. Servez chaud.

- 1 poire williams

Dîner

Soupe de légumes

- Carottes, poireaux, butternut
- Une petite pomme de terre
- 1 vache qui rit®

- 50 g de pain de campagne
- 30 g de reblochon
- 1 orange

Une idée ? Placez le reblochon sur la tartine de pain de campagne et passez au four quelques minutes.

DIMANCHE

Petit déjeuner

Déjeuner

Dîner

Je reprends la journée de la semaine que j'ai la plus appréciée.

Je choisis de refaire la journée de :

Poids lundi :

Poids dimanche :

Bilan de la semaine

Notez ici vos commentaires, les difficultés rencontrées et vos écarts :

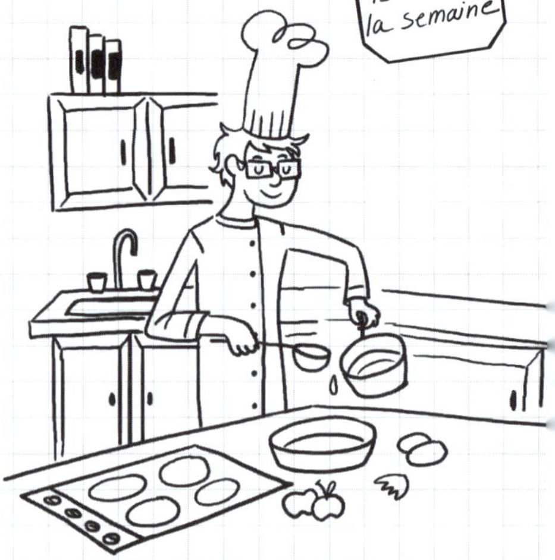

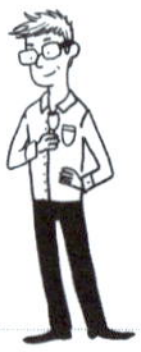

Régime 5 - Stabilisation 2

LUNDI

Petit déjeuner

- Thé ou café
- 85 g de baguette aux céréales
- 30 g de comté
- 1 petit verre de jus de fruits

Une idée ? Les pâtes + trio de poivrons surgelés poêlés avec l'huile.

Déjeuner

Viande ou poisson grillé (80 g)

Duo de légumes et de céréales (200 g cuites)

- 1 c. à soupe d'huile
- 1 laitage nature
- 2 kiwis

Dîner

- 80 g de viande rouge grillée

Purée de butternut

- 200 g de butternut
- 150 g de pommes de terre
- 50 g de crème fraîche (15 %)

- 50 g de pain au sésame
- 20 g de roquefort
- ¼ d'ananas

MARDI

Petit déjeuner

- Thé ou café
- 85 g de pain complet
- 10 g de beurre
- 1 tranche de jambon blanc de porc ou de poulet
- 2 kiwis

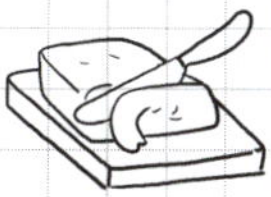

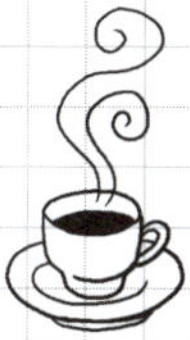

Déjeuner

Composez votre salade

Crudités variées

200 g de céréales cuites

- 30 g de fromage gouda fruité
- 1 c. à soupe d'huile pour la vinaigrette

1 boîte de thon ou 2 œufs durs

- 1 fruit

Dîner

- Salade verte assaisonnée avec 1 c. à café d'huile
- 80 g de saumon grillé
- 200 g de petits pois

Banane aux amandes

Préchauffez le four à 240 °C. Déposez dans un plat à four sur un léger fond de lait une banane. Parsemez de 15 g d'amandes effilées et laissez cuire au four 15 min. Dégustez chaud ou tiède.

MERCREDI

Petit déjeuner

- Thé ou café
- 85 g de baguette tradition
- 10 g de beurre
- 1 yaourt nature
- 1 pomme

Une idée ? Le jus de fruits peut se prendre en dessert comme en apéritif.

Déjeuner

Escalope de poulet au citron

Placez dans un plat à micro-ondes, une escalope de poulet de 100 g. Recouvrez d'un mélange de 100 g de tomates concassées, 1 c. à café d'huile, du jus de citron et du persil. Fermez le plat et faites cuire 10 min à 750 W.

- 200 g de riz brun cuit
- 1 laitage nature
- 1 verre de jus de fruits

Dîner

Soupe aux choux

200 g de choux + 50 g de pommes de terre + 20 g de crème fraîche (15 %)

- 70 g de pain
- 10 g de beurre
- 70 g de jambon cru ou de viande des grisons
- 1 fruit

JEUDI

Petit déjeuner

- Thé ou café
- 40 g de pain
- 5 g de beurre
- 1 yaourt nature
- 30 g de céréales nature
- 10 g d'oléagineux

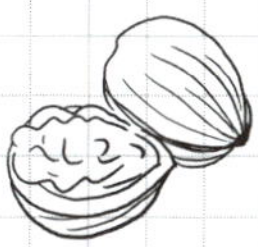

Déjeuner

- 2 tranches de jambon blanc
- Duo de lentilles vertes cuites (200 g) et de carottes
- 1 c. à soupe d'huile
- 2 petits-suisses sucrés (5 g de sucre)
- 1 fruit

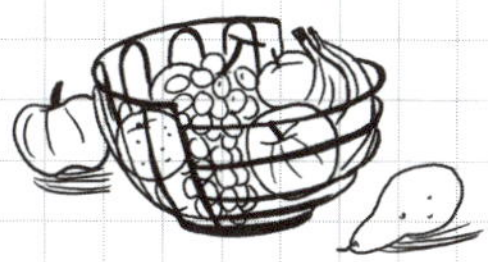

Dîner

Farfalles au saumon

Faites cuire 65 g de pâtes. Faites revenir 150 g de champignons émincés avec 1 c. à café d'huile. Ajoutez 80 g de saumon coupé en dés et laissez cuire. Ajoutez les pâtes cuites, 1 c. à café d'huile d'olive, 20 g de parmesan râpé et du basilic surgelé.

- 1 yaourt nature
- 2 clémentines

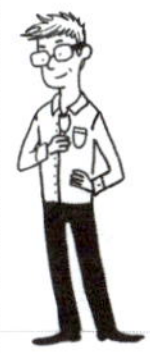

VENDREDI

Petit déjeuner

- Thé ou café
- 80 g de pain de campagne
- 30 g d'emmental
- 100 g de compote de fruits

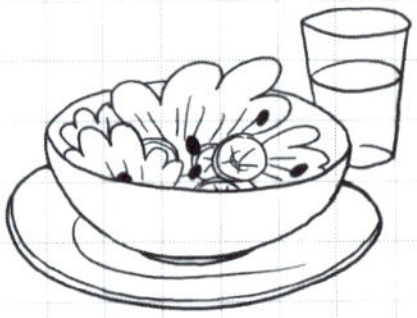

Déjeuner

Viande ou poisson grillé (80 g)

Légumes

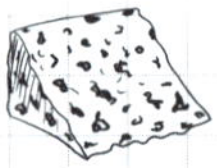

- 10 g de beurre
- 100 g de pain
- 30 g de fromage Bleu de Bresse
- 1 poire conférence

Dîner

Crudités assaisonnées avec 1 c. à café d'huile

- 80 g de gigot d'agneau grillé
- 250 g de pommes de terre en robe des champs
- 5 g de beurre
- 1 yaourt nature
- 1 fruit (ex : 100 g de papaye)

SAMEDI

Petit déjeuner

- Thé ou café
- 80 g de pain au sésame
- 30 g de mimolette vieille
- 1 tranche de jambon blanc
- 1 petit verre de jus de fruits

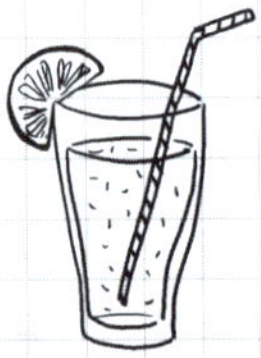

Déjeuner

- Salade verte assaisonnée avec 1 c. à café d'huile

Magret de canard au miel

Ôtez la peau de 150 g de magret de canard et coupez la chair en tranches de 1 cm d'épaisseur. Dans une poêle, faites saisir avec 1 c. à café d'huile, les tranches de canard poivrées. Réservez. Déglacez avec 1 c. à café de miel et 1 c. à café de vinaigre. Mélangez. Servez les tranches de canard nappées de sauce au miel.

- 200 g de riz cuit
- 150 g de fruits en salade

Dîner

Viande (ex : 2 merguez ou 2 pilons de poulet grillés) ou poisson grillé (80 g)

Légumes

- 250 g de légumes secs cuits (lentilles, pois chiche, petits pois, flageolets…)
- 10 g de beurre
- 1 laitage nature
- 1 fruit

Une idée ? Mélange de légumes à cous-cous surgelés + pois chiches + beurre

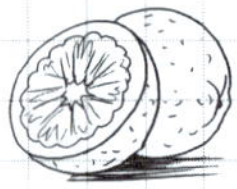

DIMANCHE

Petit déjeuner **Déjeuner** **Dîner**

Je reprends la journée de la semaine que j'ai la plus appréciée.

Je choisis de refaire la journée de :

Bilan de la semaine

Poids lundi :

Poids dimanche :

Notez ici vos commentaires, les difficultés rencontrées et vos écarts :

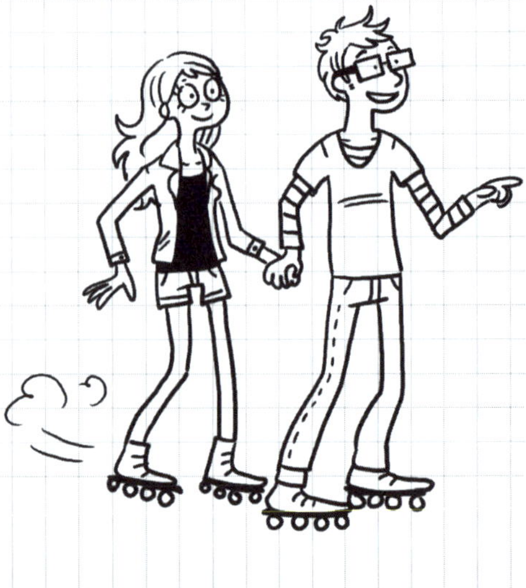

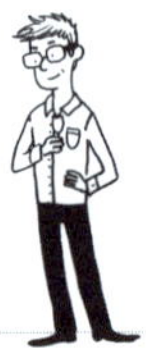

Chapitre 3 J'atteins mon équilibre

Manger équilibré, qu'est-ce que cela veut dire ?

Notre corps dépense de l'énergie tout au long de la journée. Pour recharger nos batteries, il faut manger.
Manger oui… mais pas n'importe quoi, n'importe quand !
Manger équilibré, c'est :
- apporter l'énergie nécessaire à l'organisme : les calories, obtenues par la digestion des protéines, lipides et glucides contenus dans les aliments ;
- apporter les éléments nécessaires au fonctionnement de notre corps : les vitamines, les minéraux, l'eau, les acides gras et les acides aminés essentiels…

La bonne hygiène comportementale à adopter

Vous avez mis en place de bonnes habitudes tout au long de votre régime. Conservez-les et vous aurez déjà parcouru la moitié du chemin vers votre équilibre.
Quelques rappels en 10 commandements :

1 Du temps pour toi, tu te consacreras.
2 Une fois par semaine, tu te pèseras. Attention aux variations de poids qui ne sont pas forcément alimentaires : cycle hormonal, stress, fatigue… font monter le poids sur la balance de manière temporaire.
3 Lentement et calmement, tu mangeras, pour la satiété et une bonne digestion.
4 Tes aliments, tu varieras, pour apporter à ton corps tout ce dont il a besoin. De ton congélateur, tu t'aideras, pour ne pas passer ton temps au supermarché !
5 Trois fois par jour, tu mangeras, pas plus, pas moins.
6 De temps en temps, tes aliments tu pèseras pour ne pas t'éloigner de tes besoins nutritionnels.
7 Du sport, de la marche à pied, des montées d'escaliers, des activités aérées avec les enfants… tu abuseras.
8 Des sucres simples (bonbons, sodas…) et des graisses cachées (charcuterie, biscuits apéritifs), tu te méfieras. Une fois, ça va… tous les jours, bonjour les dégâts !
9 Les cuissons sans matière grasse tu privilégieras : grillé, poché, papillote, vapeur…
10 Avec plaisir, tu mangeras !

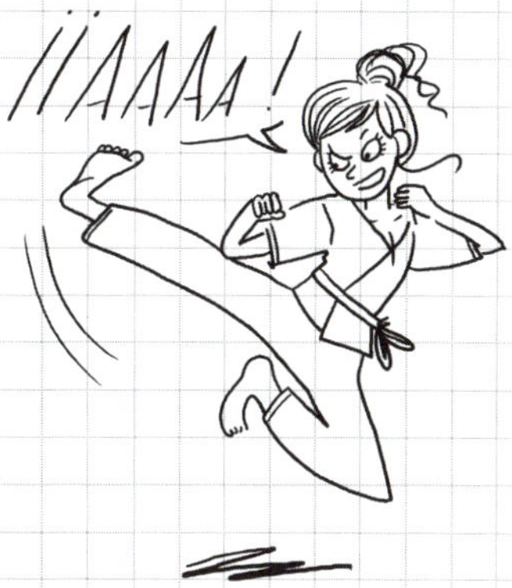

Mon équilibre alimentaire

> Une alimentation équilibrée, riches en végétaux crus, couvrira vos besoins en vitamines, même l'hiver. Inutile de prendre des compléments.

Le petit déjeuner

Il doit couvrir un quart des apports énergétiques de la journée.
Il doit se composer :

- d'un apport hydrique : eau, café ou thé (à volonté), lait, jus de fruits ;
- de sucres lents : pain (pensez à varier : pain blanc, complet, seigle, froment, campagne…) et céréales (les choisir nature) ;
- de matières grasses : beurre, margarine, fruits oléagineux (noix, noisettes, amandes…) ;

	Profil 1	**Profil 2**	**Profil 3**	**Profil 4**	**Profil 5**
Sucres lents et matières grasses	75 g de pain beurré (10 g) OU 40 g de céréales et 20 g d'oléagineux	65 g de pain beurré (10 g) OU 30 g de céréales et 20 g d'oléagineux	55 g de pain beurré (10 g) OU 30 g de céréales et 15 g d'oléagineux	55 g de pain beurré (10 g) OU 30 g de céréales et 15 g d'oléagineux	80 g de pain beurré (15 g) OU 50 g de céréales et 20 g d'oléagineux

- d'un apport en calcium : 1 yaourt, 1 fromage blanc, 2 petits-suisses, du fromage, 1 verre de lait (pensez à varier et à privilégier les laitages au lait demi-écrémé nature) ;

	Profil 1	**Profil 2**	**Profil 3**	**Profil 4**	**Profil 5**
Laitage : yaourt, fromage blanc…	1 laitage ou 30 g de fromage	1 laitage ou 20 g de fromage	1 laitage ou 20 g de fromage	1 laitage ou 20 g de fromage	1 laitage ou 30 g de fromage

- de fibres et de vitamines : fruits, compotes, jus de fruits (attention aux nectars, bien trop sucrés !) : 1 fruit ou 1 compote ou 1 verre de jus de fruits.

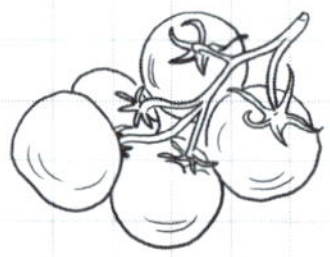

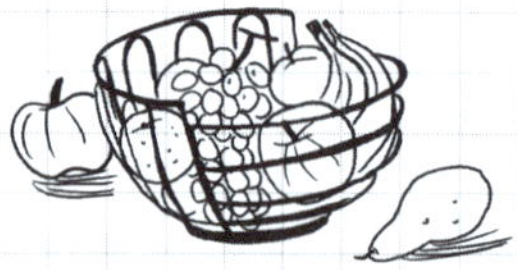

Les déjeuners et dîners

Chaque repas doit comporter 6 éléments.

1. Des légumes

Frais, surgelés ou en conserve, ils sont à volonté mais attention au volume de votre repas. Il est préférable de manger moins de haricots verts pour pouvoir finir son assiette de pâtes.
Les légumes peuvent être consommés crus et/ou cuits, en entrée et/ou en accompagnement du plat principal. Afin d'apporter un cocktail de vitamines à votre corps, pensez à varier vos légumes et choisissez-les de saison.

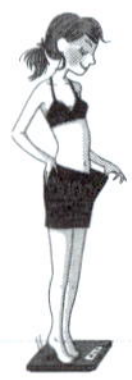

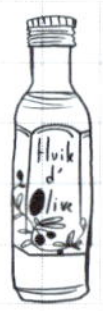

2. Une ration de matières grasses

Elles sont variées : huile, beurre, mayonnaise, crème fraîche.
L'huile n'est pas moins calorique mais participe à la lutte contre les maladies cardio-vasculaires.
Veillez donc à utiliser de l'huile le plus souvent possible.
Attention à la cuisson des matières grasses, alors plus dangereuses pour nos artères.

La crème fraîche (15 %) est une matière grasse intéressante puisqu'elle permet d'agrémenter toutes sortes de plats en apportant peu de calories. 1 c. à soupe de crème fraîche (15 %) équivaut à 1 c. à soupe d'huile en apport de lipides. En revanche, c'est une matière grasse d'origine animale : elle est donc à consommer avec modération en cas de régime pauvre en cholestérol.

	Profil 1	**Profil 2**	**Profil 3**	**Profil 4**	**Profil 5**
Huile	10 g	10 g	10 g	5 g	15 g
Beurre	10 g	10 g	10 g	5 g	15 g
Mayonnaise	10 g	10 g	10 g	5 g	15 g
Crème fraîche (15 %)	60 g	60 g	60 g	30 g	100 g
Crème fraîche (30 %)	30 g	30 g	30 g	15 g	50 g

3. Une protéine

Il s'agit de viande, de poisson, de jambon, d'œufs… à apporter à chaque repas.
Il existe des protéines très grasses et d'autres maigres. Il est indispensable de varier ses apports en protéines afin de ne pas cumuler les graisses de constitution.

	Protéines maigres	**Protéines grasses**
Poulet	Tous les morceaux	
Bœuf	Steak haché (5 %), bifteck, rumsteck, tournedos, bavette, parleron, filet, faux-filet	Côtes, entrecôte, gîte, onglet
Veau	Escalope, foie, jarret, noix, ris	Côtes, épaules, rognons, rôti
Porc	Jambon blanc, filet mignon	Tous les autres morceaux
Charcuterie	Jambon blanc de porc, jambon de poulet, viande des grisons	Toutes
Poissons	Tous sauf… 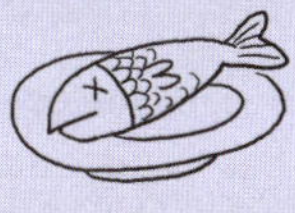	Anguille, hareng, saumon, maquereau, thon, sardines, anchois, (qui restent des aliments intéressants pour leur apport en acides gras oméga 3)
Autres		Œufs, produits transformés (cordon-bleu, nuggets…), plats cuisinés du commerce

En quelle quantité par repas ?

	Profil 1	**Profil 2**	**Profil 3**	**Profil 4**	**Profil 5**
Viande	80 g	70 g	70 g	50 g	80 g
Poisson	100 g	90 g	90 g	90 g	100 g
Œufs 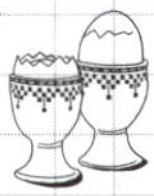	2	2	2	1	2

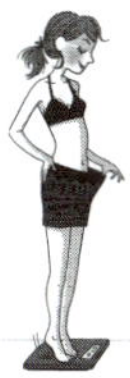

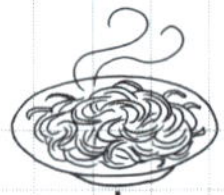

4. Une ration de sucres lents ou féculents

Il s'agit du pain, des céréales (riz, blé, pâtes, semoule, boulgour, maïs, quinoa…), des pommes de terre et des légumes secs (pois, flageolets, lentilles, fèves, lupins…). Ce groupe est indispensable à chaque repas car c'est votre principal carburant.

	Profil 1	Profil 2	Profil 3	Profil 4	Profil 5
Pain	100 g	80 g	75 g	75 g	100 g
Céréales	200 g cuites	180 g cuites	150 g cuites	150 g cuites	200 g cuites
Pommes de terre	250 g	220 g	200 g	200 g	250 g
Légumes secs	250 g	220 g	200 g	200 g	250 g

5. Un laitage

> Si vous êtes sportive, n'hésitez pas à augmenter votre ration de sucres lents.

Riches en calcium, les laitages sont également intéressants car ils complètent l'apport en protéines animales de vos repas.

À chaque repas, vous devez consommer : 1 yaourt ou 100 g de fromage blanc ou 2 petits-suisses ou 30 g de fromage.

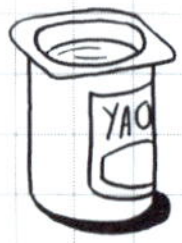

Tout ce qui sort des laitages nature au lait demi-écrémé est riche en graisses et/ou en sucres. Pensez donc à varier : tantôt yaourt nature au lait demi-écrémé, tantôt yaourt brassé au lait entier, tantôt yaourt nature au lait demi-écrémé, tantôt yaourt aux fruits…

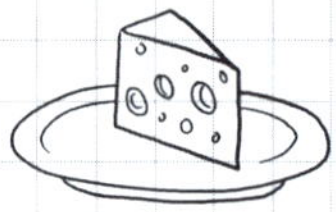

Quant aux fromages, ils ne font pas grossir. Cependant, afin de limiter l'apport en graisses de constitution de vos rations, limitez-vous à 1 fromage par jour. Certains fromages sont plus gras que d'autres mais, compte tenu de la quantité consommée (30 g), inutile de s'inquiéter, pensez juste à varier !

6. Un fruit

Dessert par excellence, il nous apporte eau, fibres et vitamines et permet de finir le repas sur une note sucrée. Ils ne sont pas pour autant à consommer à volonté car ils représentent un apport en sucres simples non négligeable. Vous consommerez 1 fruit à chaque repas, voire 2 s'il s'agit de petits fruits de type kiwis, clémentines… et vous vous limiterez à 100 g de compote sans sucre ajouté.

> Petite info : les vitamines étant détruites à la cuisson, veillez à avoir 1 végétal cru à chaque repas, fruit ou légume.

Et la boisson ?

L'eau est la seule boisson indispensable à l'organisme. On la trouve dans les aliments mais ils ne permettent pas de couvrir nos besoins. Il est donc nécessaire de boire 1,5 litre d'eau par jour. Si vous êtes sportive, n'hésitez pas à augmenter votre ration hydrique.

L'alcool n'a pas d'intérêt nutritionnel, réservez-le pour la convivialité mais toujours dans la modération…

Complétez votre équilibre alimentaire (p. 79)

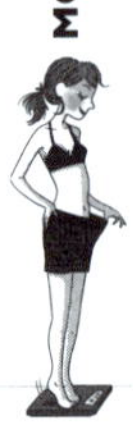

Quiz de l'équilibre

Voici des exemples de repas. Sont-ils équilibrés ? À vous de jouer !

1. Carottes râpées assaisonnées d'huile
Steak haché
Pâtes
Yaourt nature

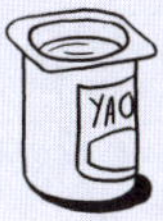

Réponse : il manque le fruit.

2. Salade verte assaisonnée d'huile
Omelette aux lardons
Pain
Yaourt nature
Fruit

Réponse : il y a doublon de protéines : œufs et lardons.

3. Cuisse de poulet grillée
Épinards à la crème
Pain
Fruit

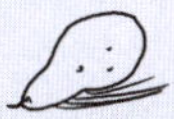

Réponse : il manque le laitage. La crème fraîche n'est pas un laitage mais une matière grasse.

4. Concombres assaisonnés d'huile
Bifteck grillé
Frites au four
Yaourt nature
Fruit

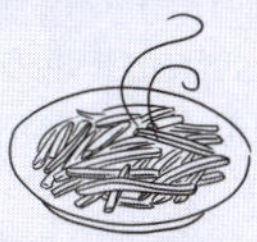

Réponse : il y a doublon de matières grasses (huile dans les concombres et huile dans les frites qui sont des pommes de terre et de l'huile).

5. Pot-au-feu
Yaourt nature
Fruit

Réponse : oui, ce repas est équilibré. Dans le pot-au-feu, on retrouve la matière grasse (pour faire revenir la viande), les sucres lents (pommes de terre) et les légumes (carottes, poireaux, céleris, navets…).

6. Soupe de légumes
Œuf à la coque
Pain et beurre
Fromage
Compote de fruits

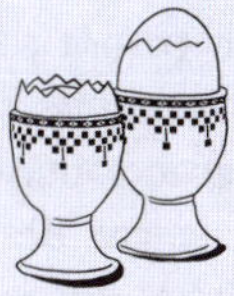

Réponse : il n'y a pas de légumes ou de fruits crus. Les vitamines étant détruites à la cuisson, veillez à avoir un légume et/ou un fruit cru à chaque repas.

7. Tomates mozzarella et huile d'olive
Brochette de bœuf au barbecue
Banane

Réponse : la banane est un fruit plus riche en glucides que les autres mais elle ne constitue pas une source de sucres lents suffisante pour couvrir vos besoins. Il est donc nécessaire d'ajouter un sucre lent au repas (salade de riz, taboulé, pain…).

8. Grillade de cabillaud
Légumes verts
Pain
Fromage
Fruit

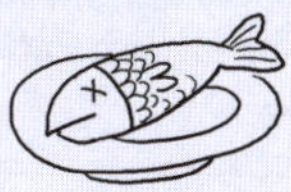

Réponse : le fromage contient des lipides mais ne vous dispense pas d'ajouter une matière grasse à votre repas.

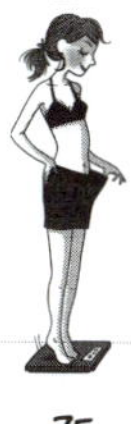

Ce qui fait grossir

Il ne s'agit pas de dresser une liste de produits alimentaires à éviter. Ce ne sont pas les aliments qui font grossir mais ce que l'on en fait : le pain ne fait pas grossir… mais une demi-baguette tartinée de pâte au chocolat, tous les jours à 16 heures… ça, ça fait grossir !

Comment gérer les plaisirs de la vie ?

Tout ce qui sort de votre équilibre alimentaire est du domaine de l'écart. L'écart n'est pas interdit mais demande une certaine gestion afin de passer inaperçu sur la balance.
Les écarts ne se gèrent pas à la journée : si vous faites un écart à midi, il ne s'agit pas de manger moins le soir, au risque d'avoir faim dans la soirée et donc de grignoter. Et pour les mêmes raisons, il ne faut pas manger moins le lendemain.
Les écarts se gèrent à la semaine. Une semaine se compose de 14 repas principaux. Si une grande majorité de ces repas sont équilibrés, tout écart, aussi gros soit-il, passera inaperçu.
Combien d'écarts puis-je faire ? La gestion des écarts ne suit pas une règle mathématique, tout dépend des écarts, de leur fréquence… Le but n'est pas de faire un maximum d'écarts. Il est de manger équilibré un maximum, gage de bonne santé, et de faire ses écarts dans le plaisir : j'en ai envie, je le mange, je n'en ai pas envie, je ne le mange pas. Avez-vous plaisir à manger une deuxième poignée de cacahuètes ? Avez-vous plaisir à manger un pain au chocolat à 16 heures cinq jours de suite ? Posez-vous les bonnes questions.

Comment gérer les fêtes de fin d'année

Le grand danger des fêtes de fin d'année est l'accumulation : le 24 décembre au midi chez le tonton, le 24 au soir chez les parents, le 25 au midi chez les beaux-parents, le 26 avec les copains… Et rebelote pour le 31 ! Et le tout accompagné de foie gras et de chocolat ! Quelle galère pour la balance !
Il ne s'agit pas de gérer les écarts des fêtes dans l'après, en se disant que l'on fera une diète dès le 2 janvier, ça ne marchera pas ! Et c'est vite oublier la galette des rois qui arrive dès le premier dimanche de janvier. Pendant les fêtes, la gestion des écarts reste inchangée : en dehors des repas de fêtes, vous continuez votre équilibre sans diminuer les quantités et vous évitez d'ajouter des écarts au moment des repas ou par du grignotage.
Quant à l'accumulation des repas, elle se gère dans la modération : manger de tout en quantité modérée.

Vous ne trouverez jamais le plaisir dans l'excès !

Quelques bons réflexes :

• Mangez doucement et ne vous resservez pas.
• Faites le tri dans les écarts : est-ce utile de manger du foie gras le soir, quand vous en avez mangé à midi ?
• Ne pensez qu'à votre propre plaisir et ne suivez pas les autres ! Reprendre de la bûche pour faire plaisir à votre belle-mère… quel intérêt ?
• Évitez de surcharger votre ration en calories superflues : évitez les cacahuètes, ne picorez pas du pain, ne saucez pas…
• En apéritif : préférez le champagne et le vin aux autres alcools forts et jouez la carte de la modération.

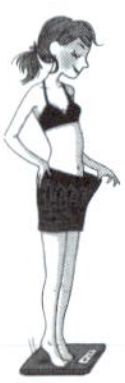

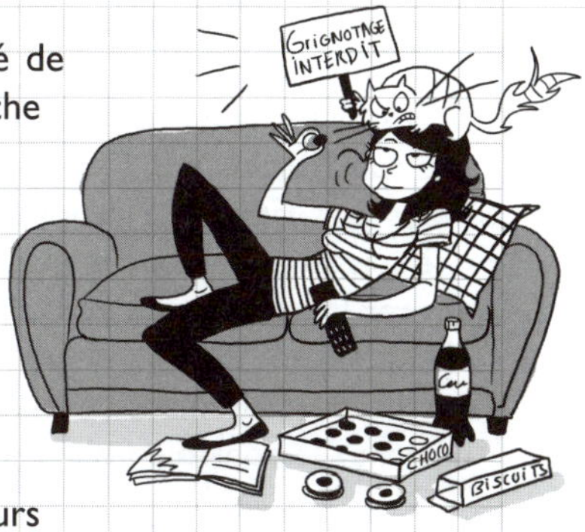

• En entrée : préférez les fruits de mer ou le saumon juste arrosé de citron plutôt que le foie gras. Et si le foie gras vous tente, une tranche suffit, non ?
• En plat : vous n'avez déjà plus faim alors ne forcez pas et laissez les pommes dauphines de côté.
• En dessert : préférez les bûches glacées, moins caloriques.

Petit tour d'horizon des comportements à risque

Sauter un repas fait grossir

En sautant un repas ou en diminuant les apports nutritionnels au cours d'un repas, vous placez votre corps en état de manque. Faim, grignotage et stockage sont alors au menu !
Si vous n'avez pas faim ou si vous n'avez pas le temps ou l'envie de préparer votre repas, privilégiez des aliments de faible volume mais à densité nutritionnelle raisonnable. Le sandwich est la solution idéale : apport de sucres lents par le pain, de protéines (jambon, thon, saumon fumé, poulet, œuf dur…), de matières grasses (beurre, mayonnaise, crème fraîche…), de fibres (salade ou autre crudité, tomates cerises à picorer en accompagnement) et de calcium (fromage). En ajoutant un fruit, vous aurez un repas équilibré.

Le grignotage fait grossir

Partager un gâteau d'anniversaire le dimanche après-midi en famille ne vous fera pas grossir. Le danger vient du grignotage systématique : tous les jours à 10 heures ou 16 heures vous faites un en-cas ou vous grignotez du chocolat devant la télévision le soir. Cet apport augmente votre prise de calories et vous fera grossir sur le long terme. En mangeant équilibré et en adoptant une bonne hygiène comportementale autour de vos repas, vous ne ressentirez pas le besoin de cette collation. Prendre un thé peut vous aider à passer le cap mais ne tombez pas dans les biscuits vendus comme allégés, ils ne vous aideront pas à vous déshabituer du geste de manger. Décaler le fruit du dessert pour plus tard est également dangereux car le geste est là quand même. Soyez à l'écoute de votre corps et distinguez la faim de l'envie.

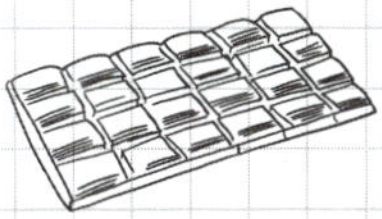

Le grignotage compulsif, en réponse à une angoisse ou à un stress, peut également avoir des conséquences sur la balance. Posez-vous les bonnes questions : « Est-ce que cette tablette de chocolat va résoudre mon problème ? » Sur le moment oui… mais ensuite s'ajoute au mal-être un sentiment de culpabilité, d'impuissance. N'y a-t-il pas d'autres moyens pour gérer cette situation ?

Une mauvaise relation avec l'alimentation

Pourquoi mange-t-on ? Question bête mais tellement importante ! L'alimentation est un besoin vital puisqu'elle nous apporte l'énergie dont nous avons besoin et les éléments nécessaires au bon fonctionnement de l'organisme. Mais c'est aussi un PLAISIR ! Tant que vous mangerez pour ces deux raisons, besoin vital et plaisir, vous serez en harmonie avec votre assiette et votre balance. En effet, le plaisir induit un certain contrôle : vous mangez avec plaisir 1, 2, 3 carrés de chocolat… mais êtes-vous dans le plaisir quand vous avalez la tablette entière ?

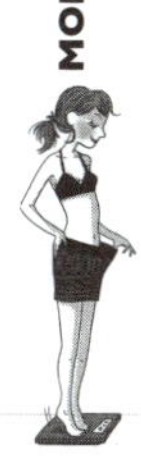

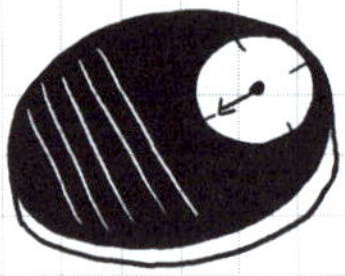

Et *exit* les mauvaises habitudes !

• « Je m'ennuie donc je mange. » L'alimentation n'est pas un remède à l'ennui : trouvez plutôt une autre occupation plaisante, moins culpabilisante !

• « Je suis fatiguée donc je mange. » L'alimentation n'est pas un remède à la fatigue. Si vous êtes fatiguée… reposez-vous !

• « Je suis stressée donc je mange. » L'alimentation n'est pas un antidépresseur, il y a d'autres moyens de gérer un stress, sans conséquence sur la balance et la santé !

> Sortez de l'automatisme, mettez l'alimentation à un plan important de votre organisation et reprenez le contrôle pour retrouver le VRAI plaisir de manger !

L'accumulation des écarts fait grossir

Rien n'est joué en un seul repas, les écarts se gèrent à la semaine. Et une semaine, c'est 14 repas, sans compter les petits déjeuners. Veillez donc à équilibrer un maximum de repas et les écarts passeront inaperçus. Mais attention, il existe quand même une limite à ne pas dépasser !

Si les invitations se condensent dans la semaine, l'accumulation des écarts, tout comme le plaisir, se gèrent dans la modération. Ne faites pas le mouton : « Tout le monde prend du dessert, il faut donc que je prenne un dessert. » Eh bien non, si ce petit dessert sans prétention ne vous tente pas plus que ça, prenez un thé ou un café. « Il faut trinquer avec le patron sinon bonjour les réflexions ! » Faites-vous servir un verre mais ne le finissez pas, vous éviterez ainsi toute remarque désobligeante !

> La gourmandise n'est pas un vilain défaut, la goinfrerie oui !

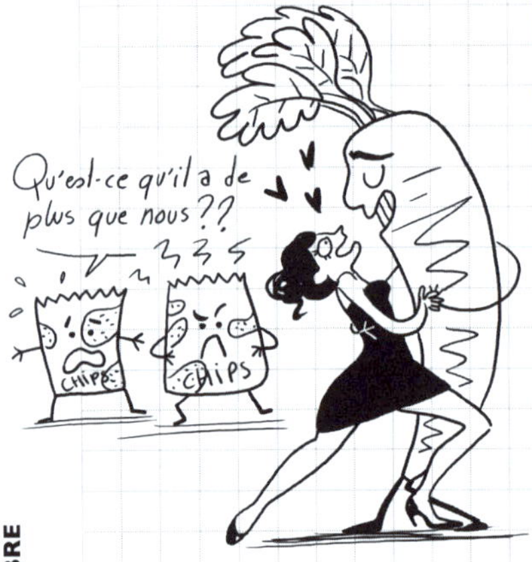

Que faire en cas de reprise de poids?

Le poids remonte après un écart alimentaire, c'est normal. Mais en reprenant son équilibre, il va redescendre et ainsi, vous n'aurez pas de variations de poids d'une semaine sur l'autre.

Mais si ce kilo s'installe sur plusieurs semaines (accumulations d'écarts, vacances, fêtes de fin d'année…), ne laissez pas s'installer un deuxième kilo et adoptez un équilibre alimentaire sans écart au plus vite, afin de faire redescendre votre poids. Il ne faut pas diminuer les quantités (rappelez-vous, manger moins, ça fait grossir !) mais simplement manger équilibré SANS ÉCART. C'est l'absence d'écart qui fera redescendre votre poids.

Conclusion

En suivant tous ces conseils, l'hiver n'est pas plus une période à risque pour votre silhouette que le reste de l'année. Il y a bien la raclette et la tartiflette mais c'est vite oublier les chips, chipolatas, apéros, beignets sur la plage… de l'été !

Grâce à *Mon cahier minceur*, vous savez adapter vos besoins nutritionnels aux produits de l'hiver, vous avez remis l'alimentation à sa place primordiale de besoin vital tout en y alliant le plaisir. De quoi garder un équilibre et un bon comportement alimentaire tout au long de l'année pour maintenir la ligne et la santé. Bonne route avec l'équilibre !

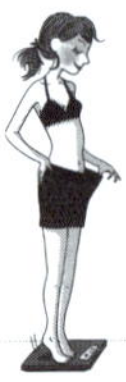

Mon équilibre alimentaire

Voici le récapitulatif de vos besoins nutritionnels. Complétez cette feuille en fonction de votre profil en vous aidant des p. 72 à 74 et n'hésitez pas à la coller sur votre réfrigérateur afin d'y jeter un coup d'œil de temps en temps.

À découper et à coller

Mon petit déjeuner

Boisson
...... g de pain
...... g de beurre
1 laitage ou ...... g de fromage
1 fruit ou 1 compote ou 1 verre de jus de fruits

À chaque repas, je dois apporter à mon organisme

Des légumes

Des matières grasses

...... g d'huile,
OU ...... g de beurre,
OU ...... g de mayonnaise,
OU ...... g de crème fraîche à 15% de matières grasses
OU ...... g de crème fraîche à 30% de matières grasses

Des protéines

...... g de viande (dont 2 viandes rouges par semaine)
OU ...... g de poisson (au moins 3 fois par semaine)
OU ...... œufs

Des sucres lents

...... g de pain
OU ...... g de pâtes, riz, semoule, blé, maïs, quinoa…
OU ...... g de pommes de terre ou légumes secs

Un laitage

Yaourt, fromage blanc, petits-suisses, fromage

Un fruit

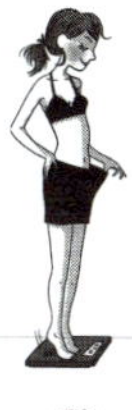

Découvrez tous nos cahiers pratiques et notre catalogue sur :
www.solar.fr

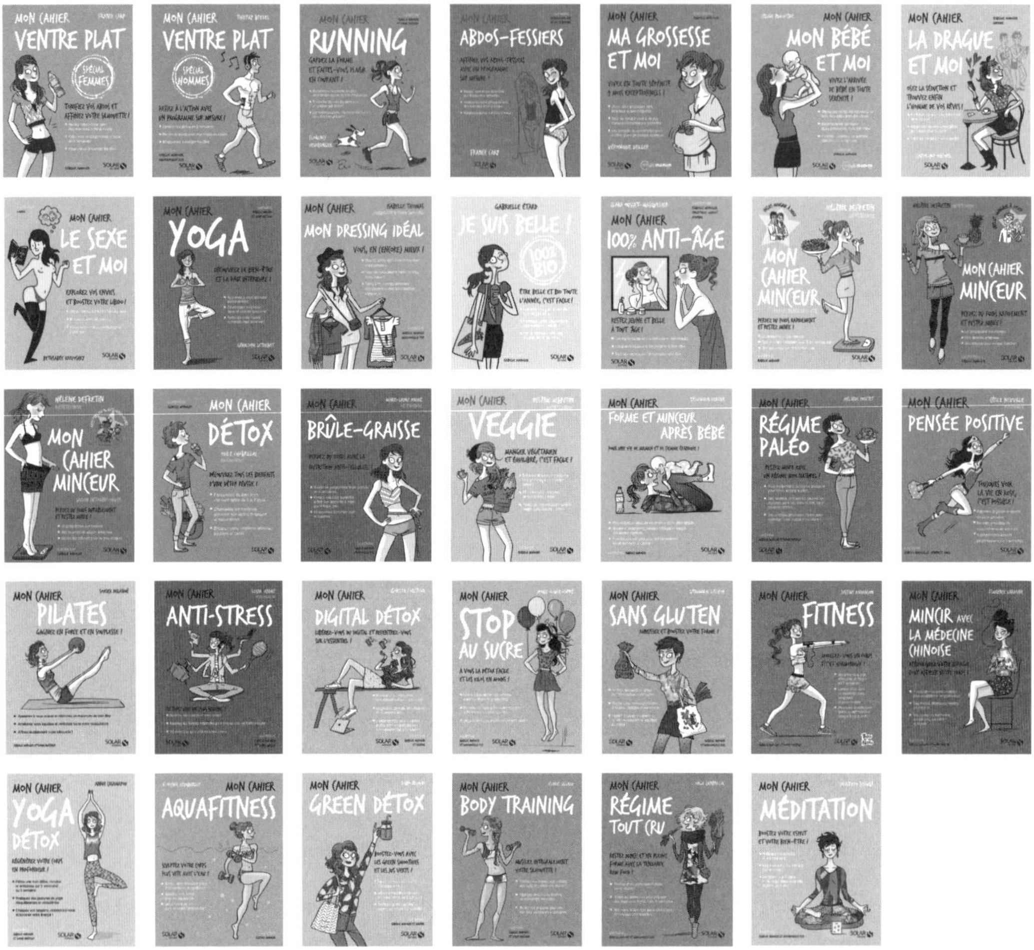

Directeur délégué : Sébastien Loison
Éditrice : Nathalie Riché
Maquette intérieure et mise en pages : Nord Compo
Conception couverture : Philippe Marchand / OLO
Fabrication : Céline Premel-Cabic

ISBN : 978-2-263-14632-9 - Code éditeur : S14632/02 - Dépôt légal : août 2016
Imprimé en France par Laballery - 610105

Solar | un département **place des éditeurs**

place des éditeurs